Babys erstes Jahr!

12 wunderbare Monate

Das große Baby Buch mit wertvollen Tipps für Entwicklung und Ernährung bis hin zu Alltag und Erziehung (inkl. Checklisten, Beikosteinführung & Ernährungsplan)

INHALT

Vorwort 1
Die Vorbereitung auf das neue Familienmitglied 3
So stellen Sie sich auf das Elternsein ein 4
Die Grundausstattung 6
Kleidung für das Baby 6
Pflegeutensilien 8
Transport 11
Ernährung 12
Der Startschuss in ein neues Leben 14
Bonding und Muttergefühle 15
Eine neue Welt für Ihr Baby 16
In die Mutterrolle hineinwachsen 18
Wenn es bei der Geburt Schwierigkeiten gab 19
So erkennen Sie die Anzeichen für ein Geburtstrauma 20
Die erste gemeinsame Zeit 21
Kennenlernen und Routine entwickeln 21
Die Bedürfnisse des Babys erkennen 22
Das Wochenbett 24
Die Nachsorge 25
Baby Blues 26
Wochenbettdepression 27
Schlafmangel und Dauermüdigkeit 28
Tipps für eine entspannte Kennenlernzeit 29
Die spannende Entwicklung des Babys 32
Der erste Monat – Erste Reflexe 32
Meilensteine im ersten Monat: 34

Der zweite Monat – Soziale Kommunikation 34
Meilensteine im zweiten Monat: 35
Der dritte Monat – Das Körperbewusstsein nimmt zu 36
Meilensteine mit drei Monaten: 37
Der vierte Monat – Der kleine Entdecker 37
Meilensteine mit vier Monaten: 38
Der fünfte Monat – Mehr Bewegung 39
Meilensteine im fünften Monat: 39
Der sechste Monat – Reif für Beikost 40
Meilensteine im sechsten Monat: 41
Der siebte Monat – Alles ist interessant 41
Meilensteine im siebten Monat: 42
Der achte Monat – Intensive Gefühle 43
Meilensteine im achten Monat: 44
Der neunte Monat – Entdecken mit allen Sinnen 44
Meilensteine im neunten Monat: 45
Der zehnte Monat – Festigung der Persönlichkeit 45
Meilensteine im zehnten Monat: 46
Der elfte Monat – Jetzt komme ich 47
Meilensteine im elften Monat: 47
Der zwölfte Monat – Abschied vom Babysein 48
Meilensteine im zwölften Monat: 49
Die Ernährung des Säuglings 50
Warum ist Stillen so wichtig? 50
Vorteile des Stillens 51
Tipps für das Stillen 52
Welche Ernährung in der Stillzeit? 61
Was dürfen Sie in der Stillzeit essen? 62

Tipps für die Ernährung 63
Wenn Stillen nicht möglich ist 63
Ernährung mit fertiger Milchnahrung 65
Welche Milchnahrung für Ihr Baby? 65
Hilfreiche Tipps für das Füttern mit Fläschchen 66
Wichtiges Zubehör und worauf Sie dabei achten sollten: 67
Hygiene 67
Zubereitung der Milchnahrung 68
So füttern Sie Ihr Baby 70
Koliken lindern und vorbeugen 71
Beikostreife und erste Essversuche 73
Anzeichen für die Beikostreife 73
So erkennen Sie, wann Ihr Baby bereit für die Beikost ist: 74
Welche Nahrungsmittel für den ersten Brei? 75
Wann sind welche Nahrungsmittel für das Baby geeignet? 76
Selber kochen oder gekaufte Babynahrung? 78
Gläschennahrung 79
Selbstgekochter Brei 80
So führen Sie die Beikost ein 81
Baby Led Weaning als Alternative 84
Grundregeln für Baby Led Weaning 86
Der große Ernährungsplan 88
Wie sieht die gesunde Ernährung für Babys aus? 88
Ernährungstipps für Babys: 88
Diese Lebensmittel sollten Babys meiden 90
Ernährungsplan für Babys 95
Ab dem sechsten Monat 95
Ab dem achten Monat 96

Ab dem zehnten Monat....................96
Ab dem zwölften Monat....................97
Ernährungsübersicht für die Beikost....................97
Babypflege....................99
Neugeborenenpflege....................99
Hautpflege....................100
Nabelpflege....................101
Sonstige Körperpflege....................102
Baden....................103
Wann und wie oft darf ein Baby baden?....................103
Welche Badezusätze sind geeignet?....................104
Hilfreiches Zubehör und Utensilien....................104
Tipps für ein entspanntes Bad....................105
Wickeln....................106
So wickeln Sie richtig....................109
Die ersten Zähne....................110
So unterstützen Sie Ihr Baby beim Zahnen....................110
Der Babyschlaf....................113
Sicherheit im Babybett....................113
So vermeiden Sie Risiken....................114
Die richtige Umgebung für gesunden Schlaf....................115
Wenn das Baby Schwierigkeiten beim Einschlafen hat....................116
So erkennen Sie, wann Ihr Baby müde ist....................116
Erziehung und Alltag mit Baby....................120
Wann beginnt Erziehung?....................121
Erziehungstipps ohne Druck....................121
Organisation mit Baby....................125
Die Gesundheit des Babys....................128

Vorsorgeuntersuchungen im ersten Jahr ... 128
U1 – Direkt nach der Geburt ... 128
U2 – 3. bis 10. Lebenstag ... 129
U3 – 4. bis 5. Lebenswoche ... 129
U4 – 3. bis 4. Lebensmonat ... 129
U5 – 6. bis 7. Lebensmonat ... 130
U6 – 10. bis 12. Lebensmonat ... 130
Wichtige Impfungen ... 130
Sicherheit und Vermeidung von Unfällen im Haushalt ... 132
Unfälle und Gefahrensituationen vermeiden ... 132
Checkliste für einen babysicheren Haushalt ... 135
Nachwort ... 137
Quellenverzeichnis ... 138

Vorwort

Zunächst einmal möchte ich Ihnen ganz herzlich zu Ihrem Baby gratulieren. Entweder haben Sie das Wunder der Geburt schon hinter sich oder es steht Ihnen noch bevor. Ganz egal, in welcher Phase des Elternseins Sie sich auch befinden, Kinder sind immer etwas ganz Besonderes. Natürlich beginnt für Sie und Ihr Baby eine spannende Kennenlernzeit, die Sie in vollen Zügen genießen sollten. Jedoch kann das Leben mit einem Kind auch sehr turbulent werden.

Besonders frisch gebackene Eltern merken erst, wenn das Baby da ist, wie sehr sich deren Leben verändert hat. Das ist nichts Schlechtes, ganz im Gegenteil. Ein bisschen Vorausplanung und mentale Vorbereitung kann Ihnen allerdings für das Abenteuer Baby eine große Hilfe sein. Deshalb sollten Sie sich schon vor der Geburt mit Wickeln, Stillen und auch vielen weiteren Themen rund ums Baby befassen. Wenn Sie erst einmal mit Ihrem Baby beschäftigt sind, werden Sie nämlich keine Möglichkeit haben, ausgiebig in Büchern zu stöbern. Daher empfehle ich Ihnen, noch in der Schwangerschaft dieses Buch zu lesen, damit Sie für alles gewappnet sind. Es gibt Ihnen zudem ein Gefühl von Sicherheit und Sie stehen nicht ganz ratlos da, wenn es ein Problem gibt.

Mit diesem Ratgeber möchte ich Ihnen ein umfassendes Nachschlagewerk mit auf den Weg geben, welches Ihnen den Alltag mit Baby erleichtern wird. Eltern haben gerade in der Anfangszeit tausende Fragen und fühlen sich unsicher in verschiedenen Babythemen. Hier ist es wichtig, ihnen eine passende Hilfestellung zu bieten. Und genau das wird dieses Buch für Sie sein. Enthalten sind in diesem Buch ausführliche Tipps und Tricks für sämtliche Babyfragen.

- Was müssen Sie bei der Ernährung Ihres Babys beachten?
- Wie sieht es mit der Babypflege aus?
- Welche Sicherheitsvorkehrungen müssen Sie für Ihren kleinen Schatz treffen?
- Welche Entwicklungsschritte stehen Ihrem Kind bevor?

Und noch viele weitere Fragen, die entstehen, wenn man gerade Mutter oder Vater geworden ist. Mir liegt es sehr am Herzen, Ihnen mit Rat und Tat zur Seite zu stehen und Sie bestmöglich auf Ihre Elternrolle vorzubereiten. Freuen Sie sich auf eine spannende und wundervolle Zeit mit Ihrem Baby und lassen Sie sich nicht verunsichern. Aller Anfang ist schwer und es braucht etwas, bis Sie als Eltern Ihre Position gefunden haben. Das geht schneller, als Sie denken. Ganz zu anfangs fühlen Sie sich noch gestresst, wenn Sie nicht sofort erkennen, was Ihr Baby braucht. Ein paar Wochen später sieht das schon anders aus und Sie spüren genau, welche Bedürfnisse Ihr Kind hat.

Ganz zum Schluss wünsche ich Ihnen viel Vergnügen beim Lesen und dass Ihnen die Ratschläge in diesem Buch weiterhelfen werden. Alles Gute für Sie und Ihre Familie!

Die Vorbereitung auf das neue Familienmitglied

Viele Eltern neigen dazu, vor der Geburt in Panik zu verfallen, und kaufen wie verrückt jedes noch so praktische Teil für das Baby. Andere wiederum vergessen die Hälfte und sind vollkommen unvorbereitet. Planung ist ja auch schön und gut, denn noch sollte sie sinnvoll sein und nicht zu übertrieben. Denn gerade mit Baby gilt der Spruch: Es kommt sowieso alles anders, als man denkt. Im Grunde können Sie sich auf das Leben mit Baby nicht wirklich vorbereiten. Sie können Fertigkeiten dazulernen und sich Wissen aneignen, die passende Ausstattung kaufen und auch für sämtliche Dinge einen Plan aufstellen, aber auf die Realität mit Baby können Sie sich nicht vorbereiten.

Ich kenne Eltern, die mit einer romantischen Vorstellung an das Elterndasein herangegangen sind, die im Nachhinein aber erst gemerkt haben, dass Sie zu hohe Erwartungen an sich und an ihr Baby gestellt hatten. Das sorgte für Frust und zusätzlichen Stress innerhalb der Familie. Grundsätzlich kann ich Ihnen sagen, dass es gut ist, wenn Sie sich informieren, eine grobe Struktur schaffen möchten oder sich für alle Eventualitäten vorbereiten.

Dazu gehören das Einrichten des Kinderzimmers, nützliche Dinge wie ein Kinderwagen oder ein Erste-Hilfe-Kurs für Babys. Vergessen Sie dabei aber nicht, dass Ihr Baby anfangs seine eigenen Regeln aufstellen wird. So kann es sein, dass vielleicht das Stillen nicht klappt oder Ihr Baby ständig herumgetragen werden möchte, sodass ein Kinderwagen überflüssig wird. Vielleicht mag es sein teures Beistellbettchen nicht und schläft nur bei Mama im Arm ein? Oder es schreit sehr viel und jegliche Hilfsmittel versagen? Dies ist alles möglich. Versuchen Sie daher, gelassen zu bleiben, und nehmen Sie alles so, wie es kommt.

SO STELLEN SIE SICH AUF DAS ELTERNSEIN EIN

Bestimmt fragen Sie sich, ob Sie eine gute Mutter oder ein guter Vater sein werden? Oder vielleicht haben Sie Angst, zu versagen und Ihrem Baby nicht gerecht zu werden?

Selbstzweifel sind hier völlig normal, denn schließlich ist dies Ihr erstes Kind und Sie müssen sich mit Ihrem neuen Leben erst einmal anfreunden. Auch können diese neuen Lebensumstände für tiefe Einschnitte in der Partnerschaft sorgen. Diese verändert sich mit der Geburt eines Kindes schlagartig.

Hieraus können diverse Probleme entstehen, die es zu bewältigen gilt. Immerhin sind Sie beide für ein kleines Menschenleben verantwortlich und Sie müssen gemeinsam an einem Strang ziehen, damit Ihre Beziehung und Ihr Familienleben miteinander harmonieren. Es ist daher von Vorteil, wenn Sie wissen, was auf Sie zukommt, denn dann können Sie leichter mit der veränderten Situation umgehen und schon im Vorfeld nach Lösungen suchen. Machen Sie sich bewusst, dass sich viele Dinge ändern werden:

- Ihr Tagesablauf wird sich komplett nach Ihrem Baby richten. Es kann ganz schön an den Nerven zehren, wenn Sie plötzlich all Ihre Kraft und Ihre Aufmerksamkeit auf Ihr Baby richten müssen. Ihre eigenen Bedürfnisse treten vollkommen in den Hintergrund, denn wenn Ihr Baby Hunger hat, müssen Sie es füttern, auch wenn Sie gerade etwas anderes vorhaben. Es kann Ihnen helfen, sich schon in der Schwangerschaft darum zu kümmern, wer Sie in welcher Form unterstützen soll. Ihr Partner oder die Großeltern können hier eine besondere Stütze sein.

- Sie werden am Anfang ständig Angst haben, etwas falsch zu machen. Das legt sich jedoch schnell wieder, wenn die Routine einzieht. Sprechen Sie mit Ihrem Partner über Ihre gemeinsamen Sorgen, vielleicht geht es ihm ähnlich.

• Jedes Baby ist anders und Sie können es nicht mit anderen vergleichen. Wenn Sie sonst immer gut mit Kindern umgehen konnten, kann es bei Ihrem eigenen Kind passieren, dass Sie sich vollkommen überfordert fühlen. Sie fragen sich vielleicht, wieso bei anderen Familien alles so leicht aussieht? Trösten Sie sich, denn auch diese Familien mussten erst einmal lernen, miteinander auszukommen, und haben sicherlich nicht direkt von Geburt an alles perfekt gemacht.

• Ihr gesamtes Leben wird sich verändern, weil Sie ganz anders denken werden. Ihre Gedanken werden stetig um Ihr Baby kreisen und Sie werden genau abwägen, was Ihrem Kind guttut und was eben nicht. Vielleicht verzichten Sie Ihrem Baby zuliebe auch auf schlechte Angewohnheiten und verändern sich sogar charakterlich. Ein Kind kann das eigene Leben ganz schön auf den Kopf stellen und dafür sorgen, dass Sie ein ganz neuer Mensch werden. Ihre Prioritäten liegen nun ganz woanders als vorher und Sie lernen sich auch selbst besser kennen.

• Seien Sie darauf gefasst, dass Kinder sehr viel Geld kosten können. Daher bietet es sich an, vorher Ihre Finanzen zu klären und sich so gut es geht abzusichern.

• Nicht nur Sie als Mutter müssen in Ihre Rolle hineinwachsen, auch der Vater Ihres Kindes steht dieser Herausforderung gegenüber. Unterstützen Sie sich gegenseitig und versuchen Sie, es dem anderen so angenehm wie möglich zu gestalten. Das Elterndasein bedeutet, ein starkes Team zu bilden und gemeinsam das Kind großzuziehen.

• Wenn Sie Angst vor der Veränderung bekommen und Sie früher oder später an sich zweifeln, reden Sie mit anderen Eltern darüber. Diese verstehen Ihre Gedankengänge und Sie können von deren Erfahrungen profitieren.

DIE GRUNDAUSSTATTUNG

Sobald Sie schwanger sind, müssen Sie sich Gedanken darüber machen, was Sie alles benötigen, um Ihr Baby bestmöglich zu versorgen. Jedoch sollten Sie sich mit den Anschaffungen etwas zurückhalten und nur das kaufen, was auch wirklich sinnvoll ist.

Ein Neugeborenes braucht am Anfang Liebe, Fürsorge und Geborgenheit. Auf sämtlichen Schnickschnack können Sie dabei getrost verzichten. Dazu habe ich Ihnen eine Übersicht erstellt mit wichtigen Utensilien und Zubehör, die Ihnen wirklich weiterhelfen werden. Noch dazu gibt es einiges zu beachten bei der Erstausstattung für Ihr Baby.

Kleidung für das Baby

Denken Sie bei der Kleidung Ihres Babys unbedingt praktisch. Niedliche und unbequeme Kleidungsstücke, die womöglich noch über den Kopf gezogen werden müssen, sollten Sie von Ihrer Kaufliste streichen. Sie werden Ihr Baby eventuell mehrmals am Tag umziehen müssen, weil es sich durch Spucken oder seinen Windelinhalt beschmutzt. Da sind jegliche Kleidungsstücke mit Knöpfen, engem Halsausschnitt oder sonstigen aufwendigen Verschlüssen hinderlich.

Die Kleidung sollte außerdem hautfreundlich, wärmend und auch atmungsaktiv sein, damit sich Ihr Baby auch wohlfühlt und keine Hautprobleme bekommt. Baumwolle, Wolle und Seide haben sich hier besonders gut bewährt. Waschen Sie alle Kleidungsstücke mehrmals, um Schadstoffe zu entfernen, die sonst von der Haut aufgenommen werden könnten.

Wenn Sie die erste Kleidung für Ihr Baby kaufen, müssen Sie auch die jeweilige Saison beachten. Winter-Babys benötigen eine etwas andere Ausstattung als Sommer-Babys. Im Winter müssen Sie darauf achten, Ihr Baby warm genug anzuziehen, aber hier auch ein gesundes

Mittelmaß zu finden. Babys können schnell überhitzen und mit mehreren Schichten, die Sie nacheinander wieder ausziehen können, machen Sie hier absolut nichts falsch. Im Sommer sollte die Kleidung nicht zu eng und luftdurchlässig sein.

Kaufen Sie anfangs Kleidung in mehreren Größen, das heißt eine Auswahl von Größe 50 bis 62, denn Ihr Baby wird sehr schnell wachsen und Sie haben so immer die richtige Größe zur Hand.

Die Erstausstattung für Ihr Baby im Winter:

– 6-7 langärmelige Wickelbodys

– 3-4 warme Strumpfhosen

– 4-5 warme Strampler mit Füßchen

– 3-4 Strickjäckchen

– 1-2 Mützchen, jeweils dünne für drinnen und dickere für draußen

– 1-2 langärmelige warme Overalls aus Wollwalk

– 2-3 Paar warme Wollsöckchen

– 1-2 Paar warme Handschuhe

– 1 Schneeanzug

– warmer Fußsack für den Kinderwagen

– Lammfell für den Kinderwagen

– 1-2 Winterschlafsäcke

– 3-4 Schlafanzüge mit Füßchen

Die Erstausstattung für Ihr Baby im Sommer:

– 3-4 langärmelige Wickelbodys

– 3-4 kurzärmelige Bodys

– 4 Strampler, davon 2 dicke und 2 dünne Strampler

– 2-3 dünne Wickeljäckchen

– 1-2 dünne Mützchen

– 1-2 dünne Strumpfhosen

– 1-2 Paar dünne Söckchen

– 1 Paar dünne Fäustlinge

– 1 Sonnenhut

– 1 leichte Babydecke

– 1 Halstuch

– 1-2 Sommerschlafsäcke

– 3-4 einteilige Schlafanzüge

Pflegeutensilien

Verlassen Sie sich bei der Pflege Ihres Babys auf die Informationen, die Sie von Ihrer Hebamme erhalten, denn jeder Mensch hat hier andere Ansichten. Grundsätzlich ist es so, dass Babys nicht viele Pflegeutensilien brauchen.

Unnötige Babyprodukte können Sie sich sparen, denn diese können die Haut Ihres Kindes überfordern oder manchmal, je nach Inhaltsstoffen, sogar Allergien auslösen.

Für die allgemeine Körperpflege:

– Windeln in den Größen 0-1 (je nach Handhabung Wegwerfwindeln oder Stoffwindeln)

– 10 Spucktücher

– 5-6 Waschlappen

– eine Schüssel mit warmem Wasser

– Wickelunterlage

– Babywattestäbchen

– Babyhaarbürste

– Nagelschere

– Babyfieberthermometer

– verschließbarer Windeleimer

– optional Feuchttücher

– optional Wundschutzcreme oder Salbe

– optional Babybodylotion oder Babyöl

Baden:

– Babybadewanne oder Badeeimer

– Badethermometer

– 2-3 Babyhandtücher mit Kopfteil oder Kapuze

– optional Badezusatz

– optional Babyshampoo

Wohnung und Kinderzimmer

Streng genommen braucht ein Baby in der ersten Zeit noch gar kein Kinderzimmer. Hier reicht ein fester Schlafplatz wie etwa ein Beistellbett oder eine Wiege im Elternschlafzimmer. Möchten Sie dennoch auf ein Kinderzimmer nicht verzichten, können Sie hier sehr viel Geld sparen, wenn Sie gebrauchte Möbel kaufen. Jedoch wird Ihr Baby das Kinderzimmer vorerst nur zum Wickeln und vielleicht zum Schlafen nutzen, deshalb können Sie sich hier genügend Zeit mit dem Einrichten lassen.

Selbst ein Wickeltisch ist nicht unbedingt nötig, denn Sie können Ihr Baby auch auf einer geeigneten Wickelunterlage auf dem Bett, auf dem Boden oder auf einer herkömmlichen Kommode wickeln. Wenn Sie einen Wickeltisch benötigen, achten Sie darauf, dass dieser an den Seiten erhöht ist. Dies dient als Unfallschutz und sorgt dafür, dass Ihr Baby nicht herunterfallen kann. Die richtige Höhe des Wickeltisches ist außerdem für Sie von Bedeutung, um Rückenschmerzen beim Wickeln vorzubeugen.

Ein Babyfon ist eine gute Investition, wenn Sie in einer großen Wohnung oder einem Haus wohnen, in dem Sie nicht alle Geräusche wahrnehmen können. Sonst reicht es auch einfach, die Türe zum Kinderzimmer offenzulassen, wenn Sie sich in direkter Nähe befinden.

Laufstall und Stubenwagen sind zwar nette Zusatzmöbel, nehmen allerdings auch viel Platz weg. Diese eignen sich nur, wenn Sie auch ausreichend Platz zur Verfügung haben.

Sinnvolle Möbel und Gegenstände für das Kinderzimmer sind:

– ein Babybett

– eine Baby-Matratze

– 3 Spannbetttücher für das Babybett

– 2-3 Babydecken

– 2 wasserdichte Matratzenauflagen

– optional eine Wickelkommode

– optional Pucksack

– optional ein Heizstrahler

– optional eine Spieluhr

– optional ein Babyfon

– optional ein Nestchen für das Babybett

Transport

Hier kommt es jetzt darauf an, wie Sie Ihr Kind transportieren möchten. Liebäugeln Sie eher mit einer Babytrage und möchten sich den Kauf eines teuren Kinderwagens sparen? Oder möchten Sie einen Kinderwagen mit vielen Kombinationsmöglichkeiten? Dieser könnte sich für Sie besonders lohnen, da Sie bei diesen Modellen oft eine Autoschale und einen Buggyaufsatz zu der eigentlichen Babywanne dazubekommen. Beschäftigen Sie sich vor dem Kauf, egal, wie Sie sich entscheiden, intensiv mit Erfahrungsberichten und Empfehlungen der jeweiligen Transportmöglichkeiten, dann finden Sie auch eine passende Option für Ihre Bedürfnisse.

Diese Transportmöglichkeiten gibt es für Ihr Baby:

– Babyschale für das Auto

– Kinderwagen (gibt es auch als Kombimodell)

– Babytrage oder Tragetuch

– Babytragetasche

– Babytragerucksack

Nützliches Zubehör:

– Fußsack oder Einschlagdecke

– Sonnenschutz

– Regenschutz

– Moskitoschutz

– Wickeltasche für den Kinderwagen

Ernährung

Stillen Sie Ihr Baby voll, haben Sie natürlich eine andere Ausstattung nötig als eine Mutter, die ausschließlich auf Flaschenmilch zurückgreift. Dabei kommt es auch immer auf Ihre Ansprüche an. Wenn Sie beispielsweise einen Sterilisator zum Abkochen für Flaschen kaufen möchten, können Sie das natürlich tun.

Es reicht aber auch hier ein einfacher Topf mit heißem Wasser zum Auskochen. Viele Dinge sind nützlich, aber nicht unbedingt notwendig. Viele praktische Helfer haben aber auch den Vorteil, dass sie zeitsparend sind und diverse Arbeitsvorgänge beim Füttern und Zubereiten erleichtern. Entscheiden Sie hier selbst, welchen Komfort Sie sich wünschen.

Für das Stillen:

– eine Milchpumpe (gibt es auch elektrisch)

– Stilleinlagen

– Still-BH

– Stillkissen

– Brustwarzensalbe

– optional Stillhütchen

Wenn Sie mit Flaschenmilch füttern:

– 6 Milchflaschen

– passende Sauger in den Größen 0-1

– Babymilchpulver

– optional Sterilisator

– optional Thermoskanne

– optional Flaschenwärmer

Der Startschuss in ein neues Leben

Endlich ist Ihr Baby da und von jetzt auf gleich verändert sich Ihr Leben. Sie halten nun ein kleines Wesen im Arm, dass Sie rund um die Uhr braucht und für das Sie die Welt bedeuten. Ein großartiges Gefühl. Ihr Baby wird vom ersten Moment an auf Sie geprägt und es entsteht eine wundervolle Beziehung zwischen Ihnen. Für den Vater beginnt jetzt ebenfalls eine spannende Zeit, denn erst jetzt ist die Vaterschaft so richtig real.

Vorher haben Sie das Baby im Bauch getragen und konnten es intensiv spüren sowie eine emotionale Bindung aufbauen. Nach der Geburt müssen Sie als Familie zusammenfinden und sich auf ganz viele neue Abläufe einstellen. Auch Ihr Baby muss lernen, sich in der Welt zurechtzufinden, zumal es vorher geschützt im Mutterleib gelebt hat und dort automatisch versorgt wurde. Sie als Familie lernen nun, miteinander zu kommunizieren.

Das ist anfangs sehr anstrengend und Sie werden sich nicht auf Anhieb verstehen. Es wird an manchen Tagen so sein, dass Sie Ihrem Baby nichts recht machen können oder dass Sie die Ursache für sein Problem nicht sofort erkennen.

Das ist ganz normal und nach einigen Tagen oder Wochen sind Sie ein eingespieltes Team. Sie werden dann nahezu jeden Laut Ihres Babys richtig deuten können. Glauben Sie nicht, dass Sie sofort die perfekte Mutter sein werden, und das müssen Sie auch nicht erreichen. Geben Sie sich und Ihrer Familie genügend Zeit, anzukommen, denn eine Familie muss erst wachsen.

BONDING UND MUTTERGEFÜHLE

Nach der Geburt wird Ihnen Ihr Baby, insofern alles glatt verläuft, sofort auf die Brust gelegt. Dieser Moment ist sehr wichtig für die Beziehung von Mutter und Kind. Durch den direkten Körperkontakt, den Geruch der Mutter und das Gefühl von Geborgenheit entsteht das sogenannte Bonding: Das Zusammenspiel von einer unbändigen Liebe und Zusammengehörigkeit zwischen Mutter und Kind.

Dieses kann sich schon in der Schwangerschaft entwickeln und die Muttergefühle verstärken. Doch nach dem Geburtsvorgang werden Sie von einer Welle von Glückshormonen überrollt, die dafür sorgt, dass Sie Ihr Kind nie mehr loslassen möchten. Verantwortlich ist hierfür das Hormon Oxytocin, welches Ihre Sinne beflügelt und Sie vor Mutterglück fast platzen lässt. Selbst Väter werden von Ihren Gefühlen so sehr überrascht und verspüren erstmals eine nie dagewesene Zuneigung und Liebe für Ihr Baby, die sie sich nicht hätten vorstellen können. Ihr Baby fühlt sich in Ihren Armen wohl und geborgen und atmet Ihren Duft ein, welcher eine beruhigende Wirkung besitzt. Wenn Sie mit ihm sprechen und kuscheln, baut es Vertrauen zu Ihnen auf und wird keine Angst haben, weil es genau weiß, dass Sie es beschützen werden. So entsteht zwischen Ihnen und Ihrem Baby eine Art Band, welches nur schwer zu trennen ist.

Bei manchen Eltern kann dieses Bonding allerdings auch etwas verspätet auftreten, etwa, wenn die Schwangerschaft und Geburt unter erschwerten Bedingungen vonstattenging. Es bedeutet jedoch nicht, dass diese Eltern diese Liebe nicht spüren werden, sondern sie wird zu einem späteren Zeitpunkt eintreten, da können Sie sich sicher sein. Negative Gefühle sind völlig normal und sollten erst einmal nicht überbewertet werden.

Ihre Hormone spielen verrückt und müssen sich wieder neu ordnen. Auch sollten Sie sich nicht unter Druck setzen und sich mit anderen

Müttern oder Vätern vergleichen. Jede Geburt verläuft anders und ist nicht planbar. Lassen Sie sich nicht von Erzählungen anderer verunsichern, weil diese direkt nach der Geburt nur so vor Glück gestrahlt haben. Die Realität sieht hier etwas anders aus. Die Beziehung zu Ihrem Baby ist auch nicht zum Scheitern verurteilt, nur weil Sie zum Beispiel nach einem Kaiserschnitt keinen Körperkontakt haben konnten. Bonding bedeutet viel mehr als das, es ist ein Prozess, der sich langsam entwickelt und den Sie beeinflussen können. Es gibt hierfür Mittel und Wege, dieses Bonding wiederaufzubauen und zu unterstützen.

So können Sie das Bonding unterstützen:

- Nehmen Sie sich Zeit für Ihr Baby und legen Sie es so oft es geht auf die nackte Brust. Kuscheln Sie ausgiebig und lassen Sie sich durch nichts ablenken. Auch der Vater kann diese Rolle zwischendurch übernehmen. So kann auch er eine festere Beziehung zum Baby entwickeln.

- Sprechen Sie viel mit Ihrem Baby und halten Sie es oft im Arm. Der Körperkontakt schafft eine wunderbare Bindung zwischen Ihnen beiden.

- Stillen kann helfen, das Bonding zu verbessern. Der intime Moment zwischen Ihnen beiden braucht sehr viel Ruhe. Außenreize sollten daher möglichst vermieden werden.

- Ein PEKiP-Kurs kann Sie beim Bonding unterstützen. Hier werden Babys und Eltern spielerisch zusammengeführt.

EINE NEUE WELT FÜR IHR BABY

Neun Monate lag Ihr Kind geschützt in Ihrem Bauch und wurde von den äußerlichen Reizen weitestgehend abgeschirmt. Jetzt bekommt es diese ungefiltert mit und das kann für Ihr Baby sehr erschreckend sein. Laute Geräusche, fremde Gesichter und Gerüche prasseln auf es ein und es steht jeglichen Veränderungen hilflos gegenüber.

Überhaupt ist es nach der Geburt sehr erschöpft und benötigt daher die Wärme und die Zuneigung der Mutter, damit es sich gut aufgehoben fühlt. Anpassungsschwierigkeiten nach der Geburt sind aber keine Seltenheit und machen sich durch Unruhe, starkes Schreien und Fütterungsstörungen bemerkbar. Kaiserschnittbabys haben öfter mit Anpassungsschwierigkeiten zu kämpfen als Babys, die auf natürlichem Wege zur Welt gekommen sind. Doch auch hier kann es vorkommen, dass die Geburt zu turbulent für Ihr Baby war und es ein paar Tage noch daran zu knabbern hat. Nicht selten verarbeiten Säuglinge in den ersten Nächten die Geburt und deren Ablauf. Dies macht sich durch unruhigen Schlaf und Jammern bemerkbar. Die Fürsorge und Liebe der Mutter helfen allerdings über diesen Prozess hinweg und können es wieder stärken.

Sind die ersten Tage im Krankenhaus überstanden, findet der Wechsel in eine neue Umgebung statt, der für Ihr Baby eine weitere Hürde darstellt. Es kann schon Tage oder Wochen dauern, bis ein Baby zu Hause richtig angekommen ist und ausgeglichener wirkt. Immerhin hat es zu Hause viele Eindrücke zu verarbeiten und vielleicht sogar neue Familienmitglieder kennenzulernen, die ebenfalls für viel Aufregung bei Ihrem Baby sorgen.

Geben Sie Ihrem Baby daher genügend Zeit, sich einzuleben, und haben Sie Verständnis, wenn Ihr Kleines völlig überfordert ist. Schließlich kennt es seine neue Welt noch nicht und wird außerdem noch mit seinen eigenen Bedürfnissen konfrontiert.

- Sie können Ihrem Baby den Einzug erleichtern, indem Sie für ausreichend Ruhe sorgen. Das bedeutet auch, dass andere Familienmitglieder sich zurückhalten und stressige Situationen weitestgehend vermieden werden sollten.

- Begleiten Sie Ihr Baby in die neue Welt und sprechen Sie sehr viel mit ihm. Ihre Stimme wirkt vertraut und beruhigend.

- Legen Sie ein getragenes T-Shirt von Ihnen in das Bettchen Ihres Babys, damit es Ihren Geruch immer bei sich hat. Dies hat ebenfalls eine beruhigende Wirkung und kann ihm helfen, sich an die neue Umgebung zu gewöhnen. Ihrem Baby wird so signalisiert, dass Mama immer da ist.

IN DIE MUTTERROLLE HINEINWACHSEN

Wenn Sie Ihr kleines Bündel im Arm halten, werden Sie merken, dass dieser Moment Ihr Leben schlagartig verändert hat. Sie sind nun Mutter und auch wenn Sie noch einiges dazulernen müssen, werden Sie ab sofort Ihre Mutterinstinkte entdecken, die sehr erstaunlich zutage treten werden. Sie entwickeln ein Gefühl für die Bedürfnisse Ihres Kindes und Sie lernen die unbändige Mutterliebe kennen, von der Sie nicht wussten, wie überwältigend sie sein kann.

Besonders in der Anfangsphase können diese Gefühle verrücktspielen und Sie müssen sich erst einmal auf Ihre neue Rolle als Mutter einstellen. Außerdem werden Sie sich die meiste Zeit unsicher fühlen, weil Sie Angst haben, etwas falsch machen zu können. Vielen Müttern geht es nach der Geburt so und ich kann Sie beruhigen, dass diese Verunsicherung nach ein paar Wochen, wenn nicht sogar Tagen, verschwindet. Im Umgang mit Ihrem Kind stellt sich Routine ein und Sie werden ein regelrechtes Gespür für sämtliche Gegebenheiten bekommen. Noch dazu wissen Sie sofort, was gut für Ihr Kind ist.

Seien Sie geduldig mit sich und versuchen Sie nicht, die perfekte Mutter zu sein, denn das kann niemand. Sie werden Fehler machen und daraus lernen. Dann wird es viele Tage geben, an denen Sie an sich zweifeln, doch Ihr Kind wird Ihnen zeigen, dass Sie eine gute Mutter sind und es mit Ihnen glücklich ist. Legen Sie die eigene Erwartungshaltung ab und konzentrieren Sie sich nur darauf, was das Beste für Sie und Ihr Baby ist. Sie können es auch nicht jedem recht machen und das müssen Sie auch gar nicht. Es zählt nur, dass Sie Ihr Bestes für Ihr Kind geben und sich auch mal selbst verzeihen, wenn es mal nicht so gut läuft. Das ist menschlich und es gehört zum Reifeprozess einer starken Mutter dazu.

WENN ES BEI DER GEBURT SCHWIERIGKEITEN GAB

Nicht immer verläuft eine Geburt reibungslos und noch lange danach treten bei Mutter und Kind Nachwirkungen auf, die sehr belastend sein können. Eine Geburt ist immer ein einschneidendes Erlebnis und es kann dabei immer zu Komplikationen oder Ereignissen kommen, die nicht vorhersehbar sind. Es kann viele Gründe dafür geben, wie ein Trauma entstehen kann. Kommt es unter der Geburt zu Gewalteinwirkungen, Grenzüberschreitungen, Zwang oder zu Abweichungen vom ursprünglichen Geburtsplan, kann dies sehr prägend sein. Doch auch, wenn die Mutter schlechten Einflüssen oder unsensiblen Geburtshelfern ausgesetzt ist, spielt dies bei der psychischen Bewältigung eine entscheidende Rolle. In dieser verletzlichen Phase sollte keine Mutter alleine gelassen, schlecht behandelt oder gegen ihren Willen zu etwas gedrängt werden, denn der Geburtsvorgang ist schon anstrengend genug.

Nach einer schweren Geburt benötigen Mutter und Kind besonders viel Fürsorge und sollten daher noch stärker vom Umfeld entlastet werden. Und auch in den Wochen und Monaten danach ist die Unterstützung der Familie und gegebenenfalls sogar von professioneller Seite notwendig, damit ein Geburtstrauma überwunden werden kann. Ohne Hilfe können Spätfolgen wie eine postnatale Depression auftreten. Selbst bei Ihrem Baby können Anpassungsschwierigkeiten auftreten und es wird eine Weile dauern, bis es sich davon erholt hat. Haben Sie ebenfalls eine schwierige Geburt durchmachen müssen und fällt es Ihnen nicht leicht, diese zu verarbeiten? Egal, was Sie durchleben mussten, Sie dürfen sich auf keinen Fall die Schuld daran geben. Versuchen Sie zunächst, über

Ihre Erlebnisse zu sprechen, und geben Sie nicht nur Ihrem Körper, sondern auch Ihrer Psyche Zeit sich zu heilen. Suchen Sie notfalls Hilfe auf und verstecken Sie Ihre Gefühle nicht, nur um niemanden zur Last zu fallen. Wenn es Ihnen besser geht, wirkt sich das auch positiv auf Ihr Baby aus.

So erkennen Sie die Anzeichen für ein Geburtstrauma

– Eine emotionale Leere tritt auf, die sich über Wochen oder sogar Monate hält

– Wiederkehrende negative Erinnerungen an die Geburt

– Sie können die Gedanken nicht von den Erlebnissen abwenden

– Eine andauernde Traurigkeit setzt ein

– Alpträume und Flashbacks von den Komplikationen

– Eine erhöhte Empfindlichkeit und Schreckhaftigkeit gegenüber Berührungen

– Angstzustände und Panikattacken

– Die Beziehung zu Ihrem Kind ist schwierig und leidet stark unter Ihren Erlebnissen

– Ihre gesamte Persönlichkeit hat sich zum Negativen verändert

Die erste gemeinsame Zeit

Nach dem Krankenhaus geht es für Sie und Ihr Baby wieder nach Hause. Jetzt beginnt die eigentliche Kennenlernzeit, denn nun sind Sie völlig auf sich alleine gestellt und müssen den Alltag mit Baby meistern. Unsicherheit und Ängste zeigen sich bei nahezu jeder Familie und nicht immer funktioniert alles auf Anhieb.

Schließlich müssen Sie Ihren Tagesablauf zu Hause erst finden und sich mit dem Elterndasein anfreunden. Im Krankenhaus war vieles leichter, denn Sie hatten immer einen Ansprechpartner vor Ort, der Ihnen bei Fragen oder Kummer zur Seite stand. Dieser fällt jetzt weg und Sie müssen auf Ihre eigenen Instinkte vertrauen. Eine weitere Hürde ist das Wochenbett, bei dem Sie neben Ihrem Baby auch noch Ihre Gesundheit im Blick behalten sollten.

Viel Ruhe und Erholung lassen sich jedoch schwer realisieren, wenn Sie jede Nacht kaum Schlaf finden und sich 24 Stunden um Ihr Baby kümmern müssen. Da ist Hilfe im Babyalltag durch den Partner, die Großeltern oder durch Freunde sehr willkommen. Damit Sie die erste gemeinsame Zeit voll auskosten können, bedarf es guter Organisation, ein klein wenig Unvollkommenheit und viel Gelassenheit. Stress sollte in der Anfangsphase so gut es geht vermieden werden und auch Ihre Ansprüche können Sie getrost über Bord werfen. Wichtig ist nur, dass Sie als Familie zusammenwachsen und einen Weg finden, die Kennenlernzeit so angenehm wie möglich zu gestalten.

KENNENLERNEN UND ROUTINE ENTWICKELN

Sie hatten bestimmt in der Schwangerschaft eigene Vorstellungen, wie der Alltag mit Baby verlaufen wird. Ganz typisch hat fast jede Schwangere das romantische Bild des Säuglings im Kopf, welcher glücklich und zufrieden in Mamas Arm liegt und schläft. Leider ist es weitaus stressiger mit einem kleinen Baby, als man es erwartet hätte. Von Schlafmangel bis hin zu Überforderung kann hier einiges auf Sie zukommen. Auch kann Ihr Kind vollkommen anders auf gut gemeinte Tipps reagieren und Sie müssen selbst herausfinden, was für Sie und Ihre Familie umsetzbar ist.

Ein Baby, welches besonders viel Nähe braucht, lässt sich beispielsweise nur sehr schwer ablegen, damit Sie duschen oder essen können. Bei anderen Babys ist dies wiederum kein Problem. Es gilt für Sie, einen Weg zu finden, wie Sie als Familie zufrieden und ausgeglichen werden. Sämtliche Routinen müssen umstrukturiert und neu erfunden werden, weil sich alles nur noch um das Baby dreht.

Für die eigenen Bedürfnisse bleibt meist nur eine kleine Zeitspanne, die gut genutzt werden sollte. Aber auch die Essens- und Schlafenszeiten Ihres Babys pendeln sich irgendwann ein, sodass Sie Ihre Abläufe danach planen können. In der Anfangsphase wird Ihre Geduld auf eine harte Probe gestellt und Sie werden den Umgang mit Ihrem Baby erlernen müssen, genauso, wie Ihr Baby lernen muss, mit Ihnen zu kommunizieren. Wenn Sie sich dann aneinander gewöhnt haben, wird alles wie von selbst laufen.

DIE BEDÜRFNISSE DES BABYS ERKENNEN

Es ist nicht immer einfach, verschiedene Bedürfnisse Ihres Babys zu unterscheiden. Frisch gebackene Eltern kämpfen sehr oft mit der richtigen Deutung der Signale, die ein Baby zeigt, weil sie eben noch keine Erfahrung haben. Diese stellt sich erst nach Tagen oder sogar Wochen ein. Und selbst dann kann es immer noch zu Missverständnissen zwischen Eltern und Baby kommen.

Erfahrene Eltern haben natürlich einen gewissen Vorsprung in dieser Hinsicht, doch selbst beim dritten Kind kann es auch passieren, dass die Eltern nicht wissen, was Ihrem kleinen Schatz fehlt. Einfühlungsvermögen ist hier sehr wichtig, um die Bedürfnisse des Babys zu erkennen. Wenn Sie gerade Mutter geworden sind, kann es auch helfen, wenn Sie jemanden um Rat fragen, der ebenfalls Kinder hat.

Damit Sie wissen, welche Anzeichen Ihr Baby an den Tag legt, wenn es etwas möchte, ist es gut, zu wissen, an welchen Merkmalen Sie bestimmte Bedürfnisse wie Hunger, Unwohlsein, Müdigkeit oder Schmerz erkennen können. Bedenken Sie dabei immer, dass Ihr Baby Sie mit seinem Weinen niemals ärgern will, sondern es hat gar keine andere Möglichkeit, sich mitzuteilen. Beobachten Sie Ihr Baby genau und achten Sie auf seine gesamte Körpersprache, dann werden Sie schnell verstehen, wie Sie ihm helfen können. Interessant ist auch, dass es sogar unterschiedliche Arten des Weinens gibt, die auf die Wünsche Ihres Babys hinweisen.

So verstehen Sie die Signale Ihres Babys:

- Ein eindeutiges Indiz für Hunger ist, wenn Ihr Baby seinen Kopf suchend zur Seite bewegt und die Fäustchen dabei ballt. Zwischendurch saugt es schmatzend an diesen und es wirkt angespannt. Sobald der Hunger zu groß wird, geht das Weinen in Schreien über. Wenn Sie ihm einen Finger hinhalten und es stark daran zu saugen beginnt, können Sie davon ausgehen, dass es Zeit für eine weitere Mahlzeit ist. Unruhe und quengeliges Verhalten deuten ebenfalls auf Hunger hin, können jedoch auch noch andere Gründe haben.

- Hat Ihr Baby die Windel voll, fühlt es sich unwohl und wirkt sehr unruhig. Es wirkt unzufrieden, zappelt herum und kann auch deswegen zu weinen anfangen. Prüfen Sie daher als Erstes immer die Windel, denn dies ist ein häufiger Grund, der gerne mal übersehen wird. Manche Babys sind in dieser Hinsicht sehr empfindlich und schreien schon beim kleinsten Tropfen Urin.

- Ein müdes Baby reibt sich die Augen und windet sich hin und her. Noch dazu wird es quengelig und unleidlich, wenn es nicht rechtzeitig in den Schlaf findet. Kurzes Einnicken, zufallende Augen und ein kraftloser Körper sind eindeutige Anzeichen dafür, dass Sie Ihr Baby schlafen legen sollten.

- Schrilles Schreien, welches urplötzlich auftritt, kann bei Ihrem Baby der Grund für Schmerzen sein. Kontrollieren Sie seinen Körper genau und achten Sie auf Verkrampfungen oder einen aufgeblähten Bauch. Die 3-Monats-Koliken sind häufig für Beschwerden verantwortlich und können Ihrem Baby sehr zu schaffen machen. Es müssen aber nicht immer Schmerzen in Betracht kommen, wenn Ihr Baby plötzliche Schreikrämpfe bekommt. Überreizung kann auch dazu führen, dass es sich lautstark äußert. Versuchen Sie, es aus der Situation herauszuholen, und nehmen Sie es auf den Arm, um es zu beruhigen. Ein Positionswechsel Ihres Babys kann schon viel bewirken und ihm dabei helfen, wieder zur Ruhe zu kommen.

- Kurzes Quengeln oder Jammern ist oft ein Zeichen dafür, dass Ihr Baby Ihre Aufmerksamkeit möchte. Widmen Sie sich dann Ihrem Baby, wird es sofort ruhig und entspannt. Es wollte sich hier nur vergewissern, dass Sie noch in seiner Nähe sind.

- Ist Ihrem Baby zu kalt oder zu warm, wird es sich ebenfalls durch Weinen oder Jammern bemerkbar machen.

DAS WOCHENBETT

Nach Schwangerschaft und Geburt folgt das Wochenbett. Dieses ist eine sehr sensible und wichtige Phase, in der sich Ihre Gebärmutter und Ihr Körper wieder regenerieren. Die Hormone spielen verrückt und Sie werden merken, dass Sie dünnhäutiger sein werden als sonst. Da kann es schon wegen Kleinigkeiten zu Gefühlsausbrüchen kommen, für die Sie sich auf keinen Fall schämen sollten. Was Sie jetzt brauchen, ist Verständnis und viel Rücksicht von Ihrem Umfeld. Schließlich haben Sie gerade ein kleines Baby geboren und sind daher sehr verletzlich und aufgewühlt.

Erfahrungsgemäß dauert das Wochenbett ungefähr 6 bis 8 Wochen und verläuft von Frau zu Frau unterschiedlich. Sie und Ihr Baby brauchen nach der anstrengenden Geburt besonders viel Ruhe, um wieder zu Kräften zu kommen und sich an die neue Familiensituation zu gewöhnen. Für Sie ist es daher wichtig, Unterstützung anzunehmen und sich umsorgen zu lassen. Diese Aufgabe kann Ihr Partner oder aber auch Großeltern und Freunde übernehmen.

Stress und körperliche Überanstrengung sind vollkommen tabu und sollten möglichst vermieden werden, damit sich keine Komplikationen, wie das Kindbettfieber oder eine Wochenbettdepression, entwickeln können. Bleiben Sie so oft es geht liegen und verbringen Sie viel Zeit mit Ihrem Baby im Bett. Wenn nötig, dürfen Sie immer Hilfe einfordern und sollten darauf bestehen, sich auszuruhen. Nur so wird Ihnen die Rückbildung unbeschadet gelingen.

Die Nachsorge

Eine Nachsorgehebamme ist zu diesem Zeitpunkt Gold wert, denn sie kontrolliert nicht nur den Entwicklungs- und Gesundheitszustand Ihres Babys, sondern untersucht auch Ihre Gebärmutter und Ihre eventuell entstandenen Geburtsverletzungen. Sie kann Ihnen bei der Rückbildung helfen und steht außerdem für alle Fragen, die Sie beschäftigen, bereit.

Noch dazu ist sie eine sehr gute Stütze und kann Sie seelisch wieder aufbauen, wenn unter anderem der Baby Blues einsetzt oder Sie mit Ihrem Baby nicht weiter wissen. Zu Hause in vertrauter Umgebung bietet Sie Ihnen die Möglichkeit, über alles zu sprechen, was Ihnen auf dem Herzen liegt, und gibt Ihnen Tipps zu Ernährung, Pflege und Umgang mit

Ihrem Baby. Ihre Hebamme kann zudem feststellen, ob sich Ihre Gebärmutter korrekt zurückbildet und im Notfall auch geeignete Gegenmaßnahmen einleiten. Sie sollten sich schon frühzeitig in der Schwangerschaft um eine Nachsorgehebamme kümmern, denn diese sind meist sehr begehrt und schnell ausgebucht.

Der Gesundheitszustand der Mutter

Es ist schon faszinierend, wie sich ein Birnen-großes Organ wie die Gebärmutter während der Schwangerschaft auf die Größe einer Melone vergrößern kann, nur, um sich dann nach der Geburt wieder in die ursprüngliche Form zurückzubilden.

Man kann schon sagen, dass die Gebärmutter während der Schwangerschaft und auch danach eine beeindruckende Höchstleistung vollbringt. Daher ist es auch so bedeutsam, dass Sie gut auf sich achten und Ihrer Gebärmutter die notwendige Beachtung schenken. Verspüren Sie ein starkes Ziehen oder haben Sie regelmäßige Schmerzen, lassen Sie Ihren Unterleib sofort von Ihrer Hebamme oder Ihrem Gynäkologen kontrollieren und nehmen Sie sich für die nächsten Wochen etwas zurück.

Auch psychische Beschwerden sollten Sie im Blick behalten und diese abklären lassen. Nicht selten können Traumata durch eine Geburt entstehen, wenn diese anders verlief als erwartet.

Baby Blues

Ein paar Tage nach der Entbindung kommt es zu einem Hormonabfall, der bei Ihnen den Baby Blues herbeiführen kann. Diese depressive Verstimmung ist eine typische Begleiterscheinung des Wochenbetts, die von selbst wieder verschwindet.

Symptome sind unter anderem erhöhte Reizbarkeit, grundlose Traurigkeit mit Weinkrämpfen, übermäßige Ängstlichkeit, Erschöpfung und extreme Stimmungsschwankungen. Sie werden sich höchstwahrscheinlich sehr geschwächt und emotional überlastet fühlen, sodass Sie denken, den Anforderungen Ihres Babys nicht gerecht zu werden. Sogar Männer können vom Baby-Blues betroffen sein und ähnliche Symptome verspüren. Dieser wird meist durch die psychische Belastung der Geburt und des plötzlichen Vaterseins hervorgerufen. Diese Phase geht allerdings nach den ersten zwei Wochen wieder vorbei und Sie und Ihr Partner werden sich danach emotional wieder stabilisieren.

Wochenbettdepression

Neben dem harmlosen Baby Blues gibt es allerdings noch eine schwerwiegendere Form einer depressiven Verstimmung, hervorgerufen durch die Schwangerschaft und Geburt. Die Wochenbettdepression, auch postnatale Depression genannt, ist eine ernstzunehmende Erkrankung, die unmittelbar nach der Geburt, aber auch noch Wochen später auftreten kann. Sie ist eine starke Belastung für die Mutter und kann sogar das Mutter-Kind-Verhältnis negativ beeinträchtigen. Dazu muss man sagen, dass sich die Wochenbettdepression schleichend entwickeln kann und zuerst gar nicht wahrgenommen wird. Das macht sie so tückisch und oft passiert es, dass ihr zu wenig Aufmerksamkeit geschenkt wird, sowohl vom Umfeld als auch von der Mutter selbst.

Wenn Sie also im ersten Jahr nach der Geburt Symptome wie Hoffnungslosigkeit, starke Traurigkeit, innere Leere, Ängste, Panikattacken sowie negative Gefühle gegenüber Ihrem Kind bei sich feststellen, sollten Sie auf jeden Fall ärztliche Hilfe hinzuziehen. Klären Sie diese Symptome dringend ab und sprechen Sie auch über Ihre Probleme. Nicht selten leiden Betroffene sogar unter Suizidgedanken und können eine Gefahr für sich selbst und Ihr Baby darstellen.

Schlimmstenfalls kann sich sogar eine Wochenbettpsychose daraus entwickeln, die noch viel schwerwiegender ist. Hierbei können sogar Halluzinationen sowie Wahnvorstellungen entstehen, die sehr gefährlich für Mutter und Kind werden können. Daher sollte die Wochenbettdepression sehr ernst genommen und auch möglichst behandelt werden. Auslöser sind meist hormonelle Umstellungen, extremer Stress aus dem Umfeld, traumatische Geburtserfahrungen, schwierige Schwangerschaftsverläufe, frühere psychische Erkrankungen der Mutter und auch bereits erfahrene Fehlgeburten.

Lassen Sie sich unbedingt von professionellen Fachkräften und Ärzten helfen, wenn Sie merken, dass etwas mit Ihnen nicht stimmt. Denken Sie immer an Ihr Wohlergehen und an das Ihres Kindes.

SCHLAFMANGEL UND DAUERMÜDIGKEIT

Kaum ein Elternteil ist darauf vorbereitet, wenn es um die Schlafsituation mit Baby geht. Sie werden definitiv die ersten Monate weniger schlafen als sonst und sich wahnsinnig erschöpft fühlen. Da möchte ich nichts beschönigen. Der Schlafmangel kann ganz schön an die Substanz gehen und auf das eigene Gemüt schlagen. Wenn Sie vorher ein geduldiger Mensch waren, kann es hier durchaus passieren, dass Sie schneller an die Decke gehen als sonst und Ihr Stresslevel rasant in die Höhe schießt. Schlafentzug ist nicht zu unterschätzen und kann sogar einen negativen Einfluss auf die Psyche haben.

Sie können natürlich Glück haben und Ihr Baby ist eine kleine Schlafmütze, die Ihnen viel eigenen Schlaf ermöglicht. Doch bei der Mehrheit der Babys trifft dies leider nicht zu und Sie werden nachts als auch tagsüber kaum zum Schlafen kommen. Nachts werden Babys in den ersten paar Wochen bis Monaten zwischen zwei bis dreimal wach und verlangen nach ihrer Milch. Die Intervalle werden jedoch irgendwann größer und auch der Schlaf Ihres Babys bekommt eine planbare Regelmäßigkeit. Auch wenn Sie Ratschläge bekommen, wie Sie zu mehr Schlaf gelangen, werden Ihnen diese Ratschläge nichts bringen. Der Klassiker voran, schlafen, wenn das Baby schläft, ist zwar nett gemeint, doch leider sehr an der Realität vorbei. In der kurzen Pause, in der Ihr Baby ein Nickerchen macht, haben Sie bestimmt noch andere Bedürfnisse und Pflichten, wie essen, duschen und auch etwas den Haushalt führen, sodass es oft gar nicht möglich ist, sich mal eben hinzulegen. Hier hilft nur Durchhaltevermögen und eventuell, andere Prioritäten zu setzen.

Dann muss der Haushalt eben liegen bleiben und Sie gönnen sich tatsächlich mal einen kleinen Mittagsschlaf mit Ihrem Baby. Hauptsache Sie drehen nicht völlig durch und verzweifeln am Schlafmangel. Dieser wird sich aber spätestens, wenn Ihr Kind länger durchschläft, wieder legen. Bei einigen Babys kann das schon nach drei Monaten passieren, bei anderen erst nach einem Jahr. Wenn gar nichts mehr geht und Sie vor lauter Erschöpfung nicht mehr klar denken können, wechseln Sie sich mit Ihrem Partner ab und gönnen sich gegenseitig ein paar ruhige Stunden. Vielleicht kann ja sogar mal ein Babysitter wie die Großmutter oder eine Freundin auf Ihr Kleines aufpassen, damit Sie ein paar Stunden Schlaf bekommen.

TIPPS FÜR EINE ENTSPANNTE KENNENLERNZEIT

- Kümmern Sie sich schon in der Schwangerschaft um eine passende Hebamme, die Sie auch nach der Geburt noch begleitet und sich um die Nachsorge kümmert. Diese kann Ihnen sehr viele hilfreiche Ratschläge geben und Sie in allen Dingen rund um Ihr Baby unterstützen. Gerade am Anfang werden Sie noch viele Fragen beschäftigen und es ist von Vorteil, wenn Sie einen Ansprechpartner haben.

- Versuchen Sie nicht, in Eigenregie den Haushalt und die Betreuung Ihres Babys zu schaffen. Geben Sie einige Aufgaben an Ihren Partner ab und holen Sie sich notfalls Unterstützung von außen. Sie können auch eine Haushaltshilfe engagieren, die Ihnen die meiste Arbeit im Haushalt abnimmt. Dann können Sie sich komplett auf Ihre Familie konzentrieren und müssen sich nicht mit dem Abwasch oder Ähnlichem herumschlagen.

- Bereiten Sie schon vor der Geburt Mahlzeiten vor, die für die Zeit im Wochenbett gedacht sind. Diese können Sie portionieren und einfrieren. So haben Sie, wenn Sie aus dem Krankenhaus kommen, fertige Mahlzeiten parat, die Sie nur noch schnell aufwärmen müssen.

- Ihr Partner sollte, noch bevor Sie die Heimreise aus dem Krankenhaus antreten, einen Vorrat an Lebensmitteln anlegen und einkaufen gehen, damit es Ihnen im Wochenbett an nichts fehlt. Sie werden nämlich kaum Zeit für das Einkaufen finden, wenn Ihr Baby da ist.

- Legen Sie jeglichen Perfektionismus ab. Sie müssen keine ordentliche Wohnung haben oder alles blitzeblank putzen. Ihr Baby ist im Moment das, was zählt, und da kann alles andere warten.

- Vermeiden Sie in der ersten Woche Besuche jeglicher Art, die Sie stressen könnten. Sicher möchten die Verwandten und Freunde das Baby so schnell wie möglich kennenlernen, aber es ist wichtiger, dass Sie an sich und Ihr Baby denken. Zu viel Stress kann Sie sehr belasten und auch für Ihr Baby sind euphorische Familienmitglieder irritierend und beängstigend. Schließlich muss es sich langsam in diese Welt hineinfinden und zahlreiche Reize verarbeiten. Wenn dann ständig Besuch den Familienalltag stört, kann das Ihr Baby völlig aus der Bahn werfen.

- Sobald Sie sich dazu in der Lage fühlen, sollten Sie sich regelmäßig bewegen. Ausgiebige Spaziergänge reichen aus, um Sie zu stärken und Ihnen Kraft zu geben. Noch dazu ist die frische Luft für Ihr Baby auch sehr gesund und stärkt das Immunsystem. Wenn Ihr Körper bereit ist, dürfen Sie auch mit der Rückbildung beginnen. Diese sorgt dafür, dass sich Ihre Gebärmutter zurückzieht und der Beckenboden trainiert wird.

- Auch wenn Sie vor der Geburt gerne Ihre Tage vorausgeplant haben, sollten Sie darauf besser verzichten. Der Alltag mit Baby hält stetig Überraschungen bereit und Sie werden kaum Ihre Pläne verwirklichen können. Das Gleiche gilt auch für Verabredungen und Termine. Bleiben Sie flexibel und versuchen Sie, so wenig wie möglich feste Termine zu vereinbaren. Arzttermine sind davon natürlich ausgenommen.

- Gehen Sie möglichst ohne große Erwartungen an das Abenteuer Baby heran und genießen Sie die gemeinsame Zeit. Akzeptieren Sie die Dinge so, wie sie sind. So sind Sie weniger frustriert, wenn zum Beispiel das Stillen nicht funktioniert oder Ihr Baby Sie nachts auf Trab hält. Wenn Sie Ruhe ausstrahlen, wird das auch Ihr Baby positiv beeinflussen.

- Überlegen Sie sich sämtliche Möglichkeiten, die Ihnen die Anfangszeit erleichtern können. Sinnvoll sind zum Beispiel zeitsparende Anschaffungen, wie Sterilisator oder elektrische Milchpumpe, oder auch die Nutzung von Online-Shops, weil Ihnen die Zeit fehlt, neue Windeln zu besorgen. Erlaubt ist alles, was Sie unterstützt und Sie entspannter macht.

Die spannende Entwicklung des Babys

Ein Jahr voller aufregender Momente steht Ihnen bevor. Sicherlich sind Sie schon gespannt, wie sich Ihr Baby entwickeln wird und welche Charakterzüge es aufweist? In den ersten zwölf Monaten wird Ihr Kleines so einige Meilensteine erreichen und da ist es von Vorteil, wenn Sie ungefähr wissen, was es nach und nach können sollte.

Entwicklungsverzögerungen lassen sich dadurch leichter erkennen und auch Sie haben die Möglichkeit, Ihr Baby entsprechend zu fördern. Mit dieser monatlichen Ansicht bekommen Sie einen Überblick über die Fähigkeiten Ihres Babys und können es auch besser verstehen, wenn es einen Entwicklungsschub durchmacht und dadurch etwas schwieriger wird. Betrachten Sie diese Übersicht nur als groben Leitfaden, denn jedes Kind macht unterschiedliche Fortschritte. Manche Babys können schon früh krabbeln oder sitzen, während andere motorisch fitter sind. Das kann sich innerhalb weniger Wochen ändern und Ihr Baby holt wieder auf. Wichtig ist, dass Sie es unterstützen und sich ganz viel mit ihm beschäftigen.

DER ERSTE MONAT – ERSTE REFLEXE

Schon im Mutterleib hat Ihr Baby einige Fähigkeiten erworben. Es konnte im Bauch bereits Ihre Stimme von anderen Personen unterscheiden und Ihrem Herzschlag als auch den Geräuschen Ihres Körpers lauschen. Wenn es auf die Welt kommt, sind Sie die erste vertraute Person, die eine beruhigende Wirkung auf es hat.

Durch die unzähligen Reize in seiner Umgebung wird Ihr Baby bis zu 20 Stunden pro Tag schlafen müssen, um eben diese Eindrücke zu verarbeiten. Diese Schlafphasen sind oft unterteilt in kleinere Zyklen von jeweils 2 bis 4 Stunden über den gesamten Tag verteilt. Es kann allerdings auch sein, dass Ihr Baby längere Wachphasen hat und eben nicht so viel Schlaf benötigt.

Der Such- und Saugreflex bildet sich zunehmend aus und Ihr Baby wird, wenn es Hunger verspürt, seinen Kopf Hilfe suchend hin und her bewegen. Es sucht nach der Brustwarze und sobald Sie es leicht an der Wange berühren, öffnet es seinen Mund zum Trinken.

Den Greifreflex bemerken Sie, wenn Sie mit Ihrer Hand über seine Finger streichen. Ihr Baby wird sofort fest zugreifen und Sie nicht mehr loslassen. Auch ist es mit einem sogenannten Atemschutzreflex ausgestattet, der Ihr Baby vor Wasser in den Atemwegen schützt. Würde Ihr Baby unter Wasser gehalten, verschließen sich die Atemwege sofort und lassen keine Flüssigkeit hinein. So zum Beispiel kann ein Baby bei einer Wassergeburt auch nicht ertrinken.

Ein weiterer Reflex ist der Moro-Reflex, der dafür sorgt, dass Ihr Baby erschrickt, sobald sein Gleichgewichtssinn durcheinandergebracht wird. Dabei reißt es seine Arme ruckartig zur Seite hin und streckt die Beine aus. Was im ersten Moment für Sie besorgniserregend aussieht, ist aber lediglich eine Reaktion Ihres Kindes auf äußerliche Reize wie Licht, Lärm oder kleine Erschütterungen. Oft führt dieser Reflex dazu, dass Ihr Baby sich dann selbst weckt, vollkommen überrascht ist und anfängt, zu weinen.

Das Genick Ihres Babys ist noch sehr fragil und muss daher unbedingt gestützt werden. Auf keinen Fall dürfen Sie Ihr Baby ohne Unterstützung im Nacken hochnehmen, denn sonst könnte Ihr Baby nach hinten wegknicken und Schäden an Genick und Wirbelsäule nehmen.

In den ersten Tagen nach der Geburt wird Ihr Baby noch etwas verschwommen sehen und Sie später aber aus einer Distanz von 20 bis 30 cm erkennen können. Blickkontakt ist für die Beziehung zwischen Ihnen beiden von besonderer Bedeutung und Sie sollten Ihrem Baby daher immer bewusst in die Augen schauen. Hierdurch kann das Vertrauen zu Ihnen gestärkt werden und Ihre Bindung zueinander wird gefördert.

Meilensteine im ersten Monat:

- Such- und Saugreflex
- Schluckreflex
- Greifreflex
- Ihr Baby nimmt Geräusche intensiver wahr.
- Moro-Reflex
- Es hält Blickkontakt.
- Ihr Baby schreit und weint, wenn es hungrig ist, sich unwohl fühlt oder Schmerzen hat.

DER ZWEITE MONAT – SOZIALE KOMMUNIKATION

Ab jetzt wird Ihr Baby stärker mit Ihnen kommunizieren und sogar mit einem Lächeln antworten können. Dieses Lächeln geschieht dabei nicht mehr zufällig, sondern ist eine bewusste Reaktion auf die Umwelt. Sobald es merkt, dass es mit seinem Lächeln etwas bewirken kann, wird es Spaß daran haben, dieses öfter auszuprobieren. Es versucht außerdem, mit Ihnen zu kommunizieren, indem es Geräusche mit seinem Mund erzeugt, die dem späteren Brabbeln ähnlich sind. Wichtig ist jetzt, dass Sie viel mit ihm sprechen und auch Ihre Mimik verstärkt einsetzen. So lernt es, Ihre Gesichtszüge zu deuten, und antwortet dann vielleicht ebenfalls mit einem Lächeln.

Überhaupt wird Ihr Baby aufmerksamer und registriert Dinge, die es vorher noch nicht kannte. Wenn Sie sich im Raum bewegen, wird es Sie fixieren und nicht mehr aus den Augen lassen. Sein Sehvermögen verbessert sich und seine Augen, die vorher durch die Schwellungen im Gesicht noch sehr schmal waren, öffnen sich zu einem wacheren Blick. Es kann nun bis zu einem Meter weit sehen und wird Gesichter und bunte Spielzeuge mit Freude betrachten.

Der Hörsinn Ihres Babys ist nun voll entwickelt und es erschrickt bei lauten Geräuschen. Vermeiden Sie daher eine laute Umgebung und eine permanente Geräuschkulisse wie Fernsehen oder Radio. Ihr Baby weiß dann nicht, wie es die Geräusche zuordnen soll, und kann sogar ängstlich reagieren. Gegen sanfte und ruhige Musik ist allerdings nichts einzuwenden, diese kann Ihr Baby sogar beruhigen. Viel lieber wird es aber Ihnen zuhören und gespannt Ihrer Stimme lauschen.

Manche Babys können im zweiten Monat schon für einen kurzen Moment einen Greifling halten. Die Händchen öffnen sich daher häufiger und sind nicht mehr so oft zu Fäustchen geballt. Noch kann Ihr Baby seine Hände und Beine nicht bewusst lenken und die meisten Bewegungen geschehen zufällig. Es zeigt schon viel Aktivität, strampelt und zappelt viel. Die Bewegungen wirken noch unkoordiniert, doch es lernt seinen Körper jeden Tag besser kennen. Sie können sicher sein, wenn sich Ihr Baby viel bewegt, mit den Ärmchen rudert und die Beine auf und ab bewegt, fühlt es sich sehr wohl. Es würde sich sonst mit Schreien und Weinen bemerkbar machen.

Meilensteine im zweiten Monat:

- Erstes richtiges Lächeln
- Das Sehvermögen verbessert sich.
- Es kann den Kopf etwas anheben.

- Ihr Baby versucht, mit Glucksen, Gurren oder Lallen zu kommunizieren.
- Sein Bewegungsdrang nimmt zu.
- Erste Greifversuche

DER DRITTE MONAT – DAS KÖRPERBEWUSSTSEIN NIMMT ZU

Im dritten Monat wird Ihr Baby einen großen Entwicklungsschub durchlaufen, bei dem es in vielen Bereichen dazulernt. Die Kommunikation mit Ihrem Baby findet nun intensiver statt und es wird versuchen, Ihnen, wenn Sie sprechen, zu folgen. Oft werden Sie eine Antwort in Form von vielen Lauten und Gesichtsausdrücken bekommen, die Ihnen ein Lächeln aufs Gesicht zaubern werden. Ihr Kind wird es lieben, mit Ihnen zu interagieren, und es sucht regelrecht nach dem Austausch mit Ihnen, indem es lautstark auf sich aufmerksam macht. Es erkennt Ihre Stimmlage, lernt, diese zu deuten, und wird Sie auch dazu auffordern, zu antworten. Kommunikation steht in diesem Monat neben den motorischen Fähigkeiten immer noch im Vordergrund.

Die frühkindlichen Reflexe weichen nun kontrollierteren Bewegungsabläufen, wobei Ihr Baby seine Gliedmaßen entdeckt und diese freudig ausprobiert. Besonders seine Händchen haben es ihm angetan und es wird diese ausgiebig mit seinem Mund erforschen. Wobei es seine Händchen auch zum Spielzeug führen wird und erste Greifversuche könnten schon von Erfolg gekrönt sein. Nicht nur die Beine und Arme bewegt es kontrollierter, sondern es kann seinen Kopf bereits ohne Unterstützung halten. Seine Rücken- und Nackenmuskulatur ist nun so stark, dass es sich sogar schon aus eigener Kraft auf den Bauch rollen kann.

Meilensteine mit drei Monaten:

- Seine grobmotorischen Fähigkeiten verbessern und verstärken sich.
- Es kann seinen Kopf anheben und halten.
- Ihr Baby probiert seine Stimme aus und bildet unterschiedliche Sprachlaute.
- Bei unbekannten Personen kann es zu fremdeln beginnen.

DER VIERTE MONAT – DER KLEINE ENTDECKER

Sie werden bemerken, wie Ihr Baby immer mehr seinen eigenen Willen entwickelt und dies auch lautstark äußert. Seine Kommunikation hat noch mal einen deutlichen Schub bekommen und es kann jetzt zeigen, wenn es verärgert, traurig oder glücklich ist.

Die Hand-Mund-Koordination sorgt dafür, dass es alle Gegenstände, die es in die Hände bekommt, in den Mund steckt. Es untersucht mithilfe seiner Zunge und des Mundes jedes Spielzeug. Sein Geschmackssinn ist so ausgeprägt, dass jeder Gegenstand einen anderen Geschmack besitzt. Diese Fähigkeit nimmt jedoch sehr schnell wieder ab und normalisiert sich.

Im vierten Monat könnte Ihr Kind schon mit Unterstützung sitzen, doch Sie sollten es auf keinen Fall zu früh in eine Sitzposition drängen. Kann es sich noch nicht gut abstützen oder herumrollen, warten Sie ab, bis es sich von selbst aufrichtet. Die Gefahr, die Wirbelsäule und die Hüfte zu schädigen, ist hier sehr hoch. Wenn Sie Ihr Baby aufrecht über den Boden halten, kann es sich mit den Füßen schon fest abstützen und trainiert so seine Beine für das spätere Laufen. Doch bis dahin vergehen noch ein paar Monate.

Ihr Baby kann nun auch die zahlreichen Reize um sich herum verarbeiten und sich auf ein bestimmtes Objekt konzentrieren. Auch danach kann es seine Aufmerksamkeit auf etwas anderes lenken. Es lässt sich nicht mehr so schnell verunsichern und wirkt geistig reifer.

Die Schlafphasen werden regelmäßiger und vielleicht schafft es Ihr Baby ja auch schon, nachts länger durchzuhalten. So kommt es häufiger vor, dass Babys ab dem vierten Monat schon selbstständig einschlafen können und nicht noch von der Mama in den Schlaf begleitet werden müssen. Doch selbst, wenn nicht, kann sich dies in den kommenden Monaten noch ändern.

Sie werden ungefähr ab dem vierten Monat mit dem Zahnen Bekanntschaft machen und auch, wenn die Zähne Ihres Babys noch Wochen auf sich warten lassen, wird es eventuell einige unruhige Nächte geben, in denen Sie Ihr Baby eine Extraportion Liebe und Geborgenheit schenken müssen. Dabei können Fieber, Schreiattacken und auch Verdauungsprobleme auftreten, die Ihrem Baby ganz schön zu schaffen machen. Bieten Sie ihm für die Schmerzen einen gekühlten Beißring an, der etwas Milderung verschafft. Notfalls gibt es auch eine spezielle Zahnsalbe, die Sie ihm mit einem Finger auf die Kauleisten einmassieren können. Befragen Sie hierzu jedoch immer Ihren Kinderarzt.

Meilensteine mit vier Monaten:

- Ihr Baby beginnt, zu zahnen.
- Es erkundet jeden Gegenstand mit dem Mund.
- Nach Gegenständen kann es jetzt gezielt greifen.
- Mit Unterstützung kann es sitzen.
- Es wird aufmerksamer und kommuniziert gerne.

DER FÜNFTE MONAT – MEHR BEWEGUNG

Ihr Baby wird sein Geburtsgewicht in diesem Monat schon verdoppelt haben und wird sich auch im Gesicht schon stark verändert haben. Die Augen sind klarer und es weist bereits feinere Gesichtszüge auf. Seine Muskulatur hat sich allgemein verstärkt und es ist jetzt in der Lage, sich in Bauchlage für eine längere Zeit zu beschäftigen. Außerdem greift es gezielt nach Gegenständen, führt diese zum Mund und wechselt sie zwischen den Händen hin und her.

Sie brauchen nur in der Nähe Ihres Kindes zu sein und es muss Sie dafür gar nicht sehen, sondern nur hören, um sich sicher zu fühlen. Sobald es Ihre Stimme wahrnimmt, quietscht es und plappert vor sich hin. Es kann jetzt Ihre Stimmlagen unterscheiden und verschiedene Stimmen den passenden Gesichtern zuordnen. Dadurch kann es auch passieren, dass Ihr Baby bei anderen Personen fremdelt und es nur bei Mama und Papa sein möchte – eben, weil Sie ihm vertraut sind.

Zudem beschäftigt es sich damit, welche Auswirkungen bestimmte Aktionen, wie das Schmeißen eines Spielzeuges, haben können. Es entdeckt, dass es selbst etwas bewirken kann, und wird dies immer wieder ausprobieren, weil es ihm Spaß bereitet. Auch kann es durch seine Agilität herumrollen oder sogar schon versuchen, zu robben. Sie sollten deshalb jegliche Gefahrenquellen entfernen, damit Ihr Baby sicher seine Umgebung erkunden kann.

Seine Persönlichkeit bildet sich weiter aus und es zeigt schon jetzt unterschiedliche Charakterzüge. Das kann mitunter anstrengend sein, wenn Ihr Baby sehr fordernd ist.

Meilensteine im fünften Monat:

- Ihr Baby kann in Bauchlage den Kopf oben halten.
- Es kann Spielzeug greifen, schmeißen und hin und her reichen.

- Es spielt sehr gerne mit seinen Händen und Füßen.
- Es wird aktiver und versucht, sich herumzurollen, oder zieht sich sogar vorwärts.
- Die Reaktionsfähigkeit verbessert sich.
- Es freut sich, wenn Sie es beim Namen nennen.
- Ihr Baby versucht, sich mit Ihnen zu unterhalten

DER SECHSTE MONAT – REIF FÜR BEIKOST

Schon jetzt könnte Ihr Baby Interesse an fester Nahrung zeigen und bereit für die Beikosteinführung sein. Seine Verdauungsorgane haben sich weiterentwickelt und sind nicht mehr so empfindlich wie in den ersten Monaten, sodass auch Koliken und Verdauungsbeschwerden nahezu verschwunden sind.

Um den sechsten Monat herum wird sich Ihr Kleines etwas von Ihnen abnabeln und auf eigene Faust seine Welt erkunden wollen. Erste Krabbelversuche könnten anstehen und Ihr Baby wird es lieben, seine Position zu ändern, sodass es durch die halbe Wohnung kullern wird. Vielleicht versucht es sogar schon, sich aufzurichten und zu sitzen. Es besitzt jetzt einen so starken Bewegungsdrang, dass es kaum zu bremsen, ist und dies ist besonders beim Wickeln eine Herausforderung.

Wenn Sie Ihr Baby beobachten, werden Sie feststellen, wie es selbstständig mit seinen Sachen spielt und verschiedene Möglichkeiten austestet. Es trainiert seine motorischen Fähigkeiten, erzeugt Töne mit seinem Spielzeug und findet alles interessant, was Krach macht oder bunte Farben besitzt. Nun wird sich Ihr Baby auch anderen Menschen zuwenden und nicht mehr nur Sie akzeptieren. Seine Neugierde ist unzähmbar und es beobachtet seine Umwelt ganz genau. Bunte Farben und schnelle Bewegungen faszinieren es und ihm entgeht nichts.

Meilensteine im sechsten Monat:

- Es ahmt Geräusche nach und liebt es, zu brabbeln und zu quietschen.
- Ihr Baby kann ohne Unterstützung sitzen und wechselt stetig seine Position.
- Geräusche kann es zuordnen und lokalisieren.
- Es könnte reif für die Beikost sein.
- Seine zunehmende Mobilität kann schon zu ersten Krabbelversuchen führen.
- Es greift gezielt nach Spielzeug und probiert dieses aus.

DER SIEBTE MONAT – ALLES IST INTERESSANT

In diesem Monat sollte sich Ihr Baby schon von ganz alleine in eine Sitzposition bringen und diese auch wieder verlassen können. Seine Neugierde ist nun riesig und es wird jeden noch so kleinen Zentimeter in der Wohnung erkunden. Dabei robbt es über den Boden oder schafft es sogar, kleinere Strecken zu krabbeln.

Es ist jetzt so mobil, dass seine Rückenmuskulatur täglich trainiert wird und es in aufrechter Position länger verharren kann. Auch die Beinmuskulatur ist jetzt kräftig genug für ein paar kleine Hüpfer, wenn Sie es auf dem Schoß halten. Das wird ihm besonders viel Spaß bescheren. Die Feinmotorik verbessert sich zusehends, sodass es kleinere Spielzeuge aufheben und sortieren kann.

Zusätzlich findet es Vergnügen an Fingerspielen, Händeklatschen und Kinderreimen, die Sie mit ihm ausprobieren können. Quengelt Ihr Baby mehr als sonst, kann dies vielleicht am Durchbruch des ersten Zähnchens liegen, der seine Spitze ganz leicht im Gaumen zeigt. Es wird jetzt zudem etwas lauter bei Ihnen zu Hause zugehen, weil Ihr Baby mit

Vorliebe Dinge aneinanderschlagen wird, um sich an deren Klang zu erfreuen. Noch dazu wird es Gefallen daran finden, in Ihnen eine Reaktion hervorzuholen.

Wenn Sie es ermahnen oder ihm zum hundertsten Male erklären, dass es etwas nicht anfassen soll, wird es seine Grenzen austesten und feststellen, dass auf eine Aktion seinerseits immer eine Reaktion von Ihnen folgt. Besteht keine Gefahr, können Sie ihm diesen Spaß durchgehen lassen, denn es versteht noch nicht, was richtig und falsch ist. Nur in brenzligen Situationen müssen Sie eingreifen und ihm den Ernst der Lage vermitteln, wobei es diesen dann immer noch nicht verstehen wird.

Versuchen Sie, seine Konzentration dann auf einen anderen Gegenstand zu lenken, anstatt ihm dauernd etwas zu verbieten. Es kann jetzt bei Ihrem Baby eine Art Trennungsangst auftreten, wenn Sie nicht mit im Raum sind, und es wird Ihnen dann selbstverständlich folgen und Sie suchen.

Zudem wird es Sie nachts intensiver brauchen und nach Nähe suchen, da es nicht alleine schlafen möchte und seine Mama am liebsten 24 Stunden um sich haben will.

Meilensteine im siebten Monat:

- Ihr Baby besitzt nun die Fähigkeit, Helligkeitsstufen zu unterscheiden.
- Es beginnt, zu krabbeln, und setzt sich von selbst hin.
- Es versucht, seinen Willen durchzusetzen.
- Es lauscht gerne Musik und wippt dazu.
- Es brabbelt und testet seine Stimmbänder aus, lacht und kichert, wenn Sie mit ihm Quatsch machen.
- Es sortiert Spielzeuge und hat Freude daran, mit diesen Geräusche zu erzeugen.

- Der erster Zahn kann durchbrechen.
- Trennungsängste

DER ACHTE MONAT – INTENSIVE GEFÜHLE

Mitten in der Fremdelphase kann es für Sie ganz schön anstrengend werden, denn Ihr Baby akzeptiert neben Ihnen oder Ihrem Partner keine andere Bezugsperson und das ist auch gut so. Dies zeigt nur, dass Sie für Ihr Baby die wichtigste Person auf der Welt sind und es ohne Sie Ängste entwickelt. Zusätzlich bildet sich sein Sinn für Humor aus und es kann auf bestimmte Situationen mit einem herzhaften Lachen reagieren. Die kognitiven Fähigkeiten verbessern sich immer mehr und es versteht jetzt eine große Bandbreite an Kommunikation. Außerdem versucht Ihr Baby, erste Silben zu bilden und sich durch verschiedene Laute auszudrücken. Durchaus könnte so auch das erste gesprochene Wort wie Mama zu hören sein, wobei es die Bedeutung noch nicht zuordnen kann.

Es durchlebt in diesem Monat eine Phase starker Gefühle und äußert seinen Gemütszustand durch entsprechende Mimik und Gestik, wobei es Ihnen dabei auch mitteilt, ob es hochgenommen werden möchte oder Sie zu ihm kommen sollen. Zudem zeigt sich die Weiterentwicklung Ihres Babys durch einen vermehrten Bewegungsdrang, wobei es jetzt schon vorkommen kann, dass es sich an Möbelstücken hochzieht. Sein Gleichgewichtssinn wird so geschult.

Seine Kraft wird zum Stehen noch nicht ausreichen, wobei es sich nach hinten fallen oder auf den Po plumpsen lässt. Sorgen Sie für eine kindgerechte Umgebung und sichern Sie jetzt auch Schränke und große Gegenstände ab. Hat es sich wehgetan, werden eventuelle Schmerzen zeitversetzt wahrgenommen und erst ein paar Sekunden später kann es diese lokalisieren und äußert sich mit Weinen oder Schreien. Sie können bei Ihrem Baby jetzt auch den Pinzettengriff beobachten, wobei es nur den Daumen und den Zeigefinger nutzt, um kleinere Gegenstände aufzuheben. Es kann beim gemeinsamen Essen jetzt selbstständig kleinere Stücke vom Teller aufheben und in seinen Mund befördern. Das sorgt für einen zusätzlichen Selbstbewusstseinsschub und macht es richtig stolz. Wobei es Ihnen auch gerne mal den Löffel aus der Hand stibitzen möchte, um zu zeigen, dass es schon alleine essen kann.

Meilensteine im achten Monat:

- Erste Silbenbildung wie Da-da oder Ma-ma
- Die Fremdelphase erreicht seinen Höhepunkt.
- Es verfügt über den Pinzettengriff.
- Es kann krabbeln, sich herumrollen oder sich sogar an Möbeln hinaufziehen. Für ein paar Sekunden steht es sogar aufrecht.

DER NEUNTE MONAT – ENTDECKEN MIT ALLEN SINNEN

Am liebsten beschäftigt Ihr Baby sich ausgiebig mit seinem Spielzeug und dieses wandert nicht mehr sofort in den Mund, sondern wird ausgiebig mit den Händen und den Augen studiert. Dabei hat es großes Interesse an allem, was Geräusche erzeugt, bunt ist oder sich sortieren lässt. Mit großer Begeisterung räumt es Schränke aus und wieder ein, was natürlich für zusätzliches Chaos sorgen kann. Legen Sie doch einfach eine Schublade oder einen Schrank mit ungefährlichen Dingen wie Plastikschüsseln oder Ähnlichem für Ihr Baby fest, damit es diese immer wieder aufs Neue untersuchen kann. Die anderen Schränke werden so uninteressant und gar nicht von ihm beachtet.

Ihr Baby besitzt jetzt auch das Verständnis, dass Dinge, die versteckt werden, nicht weg sind, sondern immer noch existieren. Sie können also kleine Versteckspiele unter einer Decke oder Ähnlichem mit ihm ausprobieren und es wird mit großem Enthusiasmus danach suchen. Ein großer Vorteil, wenn es diesen Umstand versteht, besteht darin, dass, wenn Sie sich aus dem Raum begeben, Sie ihm durch Zurufen Ihre Anwesenheit klarmachen. Es weiß sofort, Mama ist in der Nähe, und fühlt sich nicht alleine gelassen. Auch wenn Sie ein Nein aussprechen, wird es langsam dessen Bedeutung verstehen, ob es sich daran halten will, ist allerdings eine andere Sache. Ihr Baby wird es eher lustig finden, wenn Sie es ermahnen, und eben noch nicht darauf hören. Hier sollten Sie möglichst entspannt bleiben und ihm aufzeigen, weshalb manche Dinge verboten sind. Es ist jetzt schon so weit entwickelt, gewisse Zusammenhänge zu bilden und zu kombinieren.

Meilensteine im neunten Monat:

- Es sucht sich ein Lieblingsspielzeug aus.
- Ihr Baby erkundet mit Vorliebe den Inhalt sämtlicher Schränke.
- Es kann mit Unterstützung stehen.
- Es spielt für eine kurze Zeit alleine und studiert intensiv sein Spielzeug.
- Mimik und Gestik imitiert es sehr gerne und lässt sich auch auf entsprechende Spiele ein.
- Es versteht bestimmte Aufforderungen wie beispielsweise ein „Nein" oder „Komm".

DER ZEHNTE MONAT – FESTIGUNG DER PERSÖNLICHKEIT

Sie können nun beobachten, wie sich der Charakter Ihres Kindes herauskristallisiert. Manche Babys sind regelrechte Actionfreunde und andere wiederum sind sehr zurückhaltend und ruhiger. Es wird auch mit anderen Kindern unterschiedlich agieren. So kann es auf fremde Kinder neugierig und freundlich reagieren oder aber es sieht diese als Eindringlinge und geht zunächst auf Abstand. Es kommt ganz darauf an, wie Ihr kleiner Schatz gepolt ist und welche Wesenszüge er aufweist. Auch kann der regelmäßige Kontakt zu Kindern seine Kontaktfreudigkeit unterstützen und so Schüchternheit entgegenwirken.

Selbst, wenn Ihr Baby doch zu der introvertierten Sorte gehört und lieber auf Nummer sicher geht, ist dies auch nicht weiter schlimm. Jedes Baby hat seine Eigenheiten und individuellen Vorlieben, die Sie nicht versuchen sollten, zu ändern. Sein eigener Wille zeigt sich jetzt umso mehr und es wird zusehends Protest ausüben, wenn ihm etwas gegen den Strich geht. Es möchte nun seine eigenen Vorstellungen verwirklichen, auch wenn es diese nur durch Weinen und Quengeln ausdrücken kann.

Sprachlich macht Ihr Baby trotz allem noch einmal Fortschritte und aus dem Gebrabbel werden satzähnliche Gebilde, die es schon mit einer Melodie versieht. Natürlich sind es nur aneinandergereihte Silben, die noch keine Bedeutung haben, doch Ihr Baby möchte nun noch mehr mit Ihnen kommunizieren und quasselt fröhlich drauflos. Dies legt den Grundstein für seine Sprache und vielleicht benennt es Sie und Ihren Partner ja sogar bald schon bewusst mit Mama oder Papa.

Meilensteine im zehnten Monat:

- Ausprägung der eigenen Persönlichkeit zeigt sich
- Große Sprechfreude und das Austesten verschiedener Silben und Laute
- kleinere Trotzanfälle

DER ELFTE MONAT – JETZT KOMME ICH

Jetzt, wo sich Ihr Baby an Möbeln hinaufziehen kann, wird es versuchen, sich an diesen entlang zu hangeln. Dabei kann es bereits seine ersten Schritte austesten und für den Ernstfall proben, wenn es freihändig laufen lernt. Beim Krabbeln hat es eine beachtliche Geschwindigkeit erreicht und flitzt von Raum zu Raum. Sein Gleichgewichtssinn prägt sich immer weiter aus, wobei es durch seine Gehversuche noch sehr oft hinfallen wird, bis es sicher und freihändig gehen kann. Kurz bevor es richtig laufen lernt, wird Ihrem Baby bewusst, wie selbstständig es wird. Deshalb kann es durchaus sein, dass es sich wieder an Sie klammert, weil es verunsichert ist. Diese Phase ist aber schnell überstanden, sobald es Gefallen daran gefunden hat, ohne Hilfe zu laufen.

Für Ihr Baby sind Sie jetzt ein wichtiges Vorbild, denn es ahmt Ihre Handlungen nach und möchte möglichst viel von Ihnen lernen. So wird es genau beobachten, wie Sie agieren, und sich dabei vieles abschauen. Lassen Sie es daher im Haushalt mithelfen und befriedigen Sie seine Neugierde, indem Sie ihm kleinere Aufgaben, wie das Einsortieren von Döschen oder Socken, zeigen. Dabei hat es den größten Spaß und kann noch dazu in Ihrer Nähe sein. Beim Essen zeigt es jetzt seine Vorlieben und kann schonmal angewidert dreinblicken, wenn es ein Lebensmittel erkennt, was es gar nicht mag. Dabei isst es jetzt vollständig ohne Hilfe und kann meist schon sicher aus einem Becher trinken.

Meilensteine im elften Monat:

- Ihr Baby versteht kleinere Anweisungen und kann darauf reagieren.
- Es versucht, einfache Wörter zu wiederholen, oder nutzt eigene Bezeichnungen hierfür.
- Ihr Baby hält sich an Gegenständen fest und probiert seine ersten Gehversuche.

- Es zeigt Eigenmotivation und hilft sehr gerne im Haushalt mit.
- Frustration zeigt es sehr deutlich durch seine Mimik, Gestik und auch durch lautes Jammern.

DER ZWÖLFTE MONAT – ABSCHIED VOM BABYSEIN

Wahrscheinlich werden Sie dem zwölften Monat mit einem lachenden und mit einem weinenden Auge begegnen, denn Ihr Baby ist jetzt ganz offiziell ein Kleinkind geworden. Dabei fällt es Ihnen sicherlich nicht leicht, Ihren Schatz ein Stück weit loszulassen und ihn seine eigenen Erfahrungen machen zu lassen. Besonders beim Spielen wird Ihr Kind jetzt immer öfter alleine spielen wollen und kann sich für einen gewissen Zeitraum von Ihnen lösen. Es könnte jetzt sogar dafür bereit sein, für eine kurze Dauer von anderen Bezugspersonen betreut zu werden, doch auch hier schreiten Kinder unterschiedlich voran in ihrer Entwicklung.

Der Schlafrhythmus Ihres Kindes verändert sich stetig und so kann auch der Mittagsschlaf wegfallen oder sogar wieder nötig sein, wenn er es vorher eben nicht war. Jeden Tag wird es nun sicherer auf den Beinen und wird irgendwann auch frei stehen und ein paar Schritte laufen können. Das kann nach einem Jahr der Fall sein oder aber ein paar wenige Monate später. Sie brauchen sich keine Sorgen zu machen, wenn Ihr Kind noch kein Interesse am Laufen hat, denn es wird sich stattdessen in anderen Bereichen schneller entwickeln und holt Defizite schnell wieder auf. Seine Gefühle kann Ihr Kind gezielt ausdrücken und dabei auch Ihre Emotionen deuten.

Wird Mama wütend, fühlt es sich traurig und zeigt dies auch ganz offen. Außerdem strebt es danach, alles richtig zu machen, und freut sich darüber, wenn es gelobt wird. Das stärkt sein Selbstbewusstsein und signalisiert ihm, dass Sie stolz auf es sind. Seine Sprachfähigkeiten nehmen ab diesem Zeitpunkt rasant zu und es wird die Objekte in seiner Umgebung mit Namen versehen. Leichte Wörter wie Mama, Dada oder Ei stellen für Ihr Kind keine Herausforderung mehr dar. Auch kennt es viele Bezeichnungen und kann diese zuordnen, nur die Aussprache ist noch zu komplex.

Auf seinen Namen reagiert es, wenn Sie es rufen, und es kann die Namen anderer Personen zuordnen. Beim Essen darf jetzt mehr Vielfalt auf den Teller Ihres Kindes kommen. Neben fester Nahrung kann es jetzt eine Reihe an Lebensmitteln verdauen, die vorher noch zu belastend waren. Die Verdauung ist nun so weit ausgereift, dass es selten mit Beschwerden zu kämpfen hat. Weiterhin tabu sollten ungesunde und fettige Nahrungsmittel sein, die durchaus Magenverstimmungen auslösen können.

Meilensteine im zwölften Monat:

- Ihr Kind kann sich alleine beschäftigen und klammert nicht mehr so stark.
- Es wird selbstständiger.
- Es drückt seine Emotionen aus und versteht auch die von seinen Mitmenschen.
- Seine Sprachfähigkeiten nehmen zu und es kann kurze einfache Wörter nachsprechen.
- Es deutet auf Objekte hin, wenn es mehr dazu wissen möchte.
- Ihr Kind sieht sich im Spiegelbild, erkennt sich allerdings noch nicht darin.

Die Ernährung des Säuglings

Ein Säugling benötigt über den Tag verteilt mehrere Milchmahlzeiten, die seinen Nährstoffbedarf abdecken und ihm beim Wachstum helfen. Bis zum sechsten Monat sollte ein Baby ausschließlich Milchnahrung zu sich nehmen, da sein Verdauungstrakt nur auf diese ausgelegt ist. Erst nach etwa einem halben Jahr kann Ihr Baby andere Nahrungsmittel vertragen.

Noch bevor Ihr Baby auf die Welt kommt, stellt sich die Frage, wie Sie Ihr Kleines ernähren möchten. Stillen ist sicherlich die beste Art, Ihr Baby zu füttern und ihm eine natürliche und gesunde Ernährung zu garantieren. Allerdings haben nicht alle Mütter die Möglichkeit, Ihr Kind voll zu stillen, etwa, weil Sie kaum Milch produzieren oder dies eben von vornherein ablehnen. Dann muss auf industrielle Milchnahrung zurückgegriffen werden, die es im Handel von vielen Herstellern zu kaufen gibt. Was Sie beim Stillen oder bei fertiger Milchnahrung beachten sollten, habe ich Ihnen in diesem Kapitel zusammengefasst.

WARUM IST STILLEN SO WICHTIG?

Muttermilch ist für Babys so konzipiert, dass diese sich während der gesamten Stillzeit immer wieder verändert. Hierdurch wird der Nährstoffbedarf Ihres Babys perfekt gedeckt und die Inhaltsstoffe sorgen für eine optimale Versorgung an Vitaminen, Enzymen, Antikörpern und auch Mineralien. Zudem schüttet Ihr Körper das Hormon Oxytocin aus und dieses bewirkt, dass sich Ihre Gebärmutter wieder regenerieren kann.

So kann Stillen auch die Selbstheilungsprozesse in Ihrem Körper vorantreiben. Stillen stärkt noch dazu die Bindung zu Ihrem Baby, da Sie beide bei jedem Stillvorgang engen Körperkontakt und einen innigen Moment der Zweisamkeit genießen können. So sorgt das Stillen nicht nur für die Nahrungsversorgung Ihres Babys, sondern befriedigt auch sein Saugbedürfnis und seinen Wunsch nach Geborgenheit. Es ist sogar wissenschaftlich erwiesen, dass Muttermilch das Immunsystem stärkt und das Risiko für spätere chronische Erkrankungen senken kann. Natürlich nur, wenn die Mutter auf eine ausgewogene und gesunde Ernährung achtet, denn durch das Stillen werden sämtliche Nährstoffe der Mutter an das Baby weitergegeben.

Vorteile des Stillens

– Muttermilch ist immer genau dosiert und besitzt die optimale Trinktemperatur für Ihr Baby.

– Beim Stillen werden Hormone ausgeschüttet, welche die Stimmung aufhellen, für eine intensive Bindung zwischen Mutter und Kind sorgen und noch dazu die Rückbildung der Gebärmutter unterstützen.

– Es muss keine Ausstattung oder sonstige Babynahrung gekauft werden, da die Muttermilch immer vorhanden und sofort einsatzbereit ist. Außerdem spart Stillen Geld und Zeit, weil man keine industrielle Milchnahrung zubereiten muss.

– Muttermilch unterstützt das Immunsystem des Babys und hat auch für die Mutter positive gesundheitliche Effekte. So senkt Stillen auch das Risiko für Diabetes, Herzkrankheiten und auch verschiedene Krebsarten. Zudem wirkt sich das Stillen auch auf Ihren Blutdruck aus und kann dabei helfen, Depressionen zu verhindern.

– Gestillte Babys sind nachweislich weniger anfällig für Infekte und entwickeln seltener Allergien.

– Wenn Sie voll stillen, können Sie durch Ihren erhöhten Energiebedarf überschüssige Pfunde aus der Schwangerschaft besser loswerden.

– Stillen wirkt sich auf die Intelligenz Ihres Babys aus und fördert außerdem seine Stressresistenz.

– Durch den Saugvorgang an der Brust trainiert Ihr Baby seine Mund- und Kiefermuskulatur, welche für die spätere Sprachentwicklung von großer Bedeutung sind.

TIPPS FÜR DAS STILLEN

Haben Sie sich für das Stillen entschieden, werden Ihnen sicherlich einige Fragen durch den Kopf schießen. Wie legen Sie Ihr Kind korrekt an? Wie können Sie die Milchproduktion anregen? Was können Sie tun, um eventuellen Stillschwierigkeiten entgegenzuwirken? Und ganz allgemein: Wie sollten Sie sich darauf vorbereiten?

Wenn Sie in der Schwangerschaft bereits eine Hebamme gefunden haben, kann diese Ihnen eine umfassende Beratung zum Thema Stillen geben und Ihnen nach der Geburt weiterhin behilflich sein. Außerdem ist es besser, sich schon in der Schwangerschaft damit zu befassen, damit Sie nicht völlig ahnungslos an das Stillen herangehen.

Es wäre doch schade, wenn Ihr Baby auf die kostbare Muttermilch verzichten müsste, nur, weil Ihnen lediglich das Hintergrundwissen hierzu fehlt oder Sie unsicher bei der Ausführung sind. Dazu habe ich Ihnen viele gute Tipps zusammengestellt, die Ihnen mehr Sicherheit und Selbstvertrauen bezüglich des Stillens geben.

Stillen nach der Geburt

Damit das Stillen reibungslos funktioniert, ist es erforderlich, dass Ihr Baby möglichst direkt nach der Geburt angelegt wird und trinken kann. Der Suchreflex Ihres Babys ist in den ersten zwei Stunden besonders ausgeprägt und es hat großen Hunger, den es natürlich an Ihrer Brust stillen möchte. Dabei genießt es die Vormilch, das sogenannte Kolostrum, welches voll von Proteinen und Nährstoffen ist. Diese Milch besitzt eine gelbliche Farbe und ist wichtig, um das Immunsystem Ihres Kindes zu schützen. Dabei unterstützt die Vormilch ebenfalls sein Verdauungssystem und auch, wenn sie nur in kleinen Mengen vorhanden ist, reicht sie für die Sättigung Ihres Babys vollkommen aus.

Sein Magen ist anfangs so winzig, dass es mit der wenigen Muttermilch auskommt. Sie brauchen sich daher in den ersten Tagen auch keine Sorgen zu machen, dass Sie zu wenig Milch produzieren. Muttermilch richtet sich nach dem Bedarf Ihres Babys und je öfter Sie es anlegen, desto mehr Milch wird auch nachgebildet.

Später verändert sich die Zusammensetzung der Muttermilch und nach der Vormilch kommt es ungefähr nach drei Tagen zum entscheidenden Milcheinschuss. Mit diesem wird der Grundstein für das Stillen gelegt und Sie sollten Ihr Baby jetzt besonders häufig anlegen, damit Sie die Milchproduktion anregen. In bestimmten Wachstumsphasen wird sich der Bedarf Ihres Babys stetig verändern und die Muttermilch passt sich den veränderten Gegebenheiten perfekt an.

Die Häufigkeit der Stillmahlzeiten sollte bei Neugeborenen zwischen acht und zwölfmal innerhalb von 24 Stunden liegen. Trinkt Ihr Baby öfter, ist dies zunächst kein Grund zur Beunruhigung, denn sein Magen fasst nur kleine Portionen und es wird daher schneller wieder hungrig. Trinkt es eher sparsam und wirkt dabei ständig müde, sollten Sie sein Trinkverhalten im Blick behalten und notfalls auch abklären lassen. Schließlich sollte Ihr Baby in den ersten Tagen nicht noch mehr Gewicht verlieren, als es ohnehin der Fall ist.

Nach einer Woche sollte Ihr Baby zunehmen und durch die Muttermilch ausreichend versorgt werden. Wenn jedoch das Gegenteil zutrifft, kann das Zufüttern von Milchnahrung notwendig werden. Diese muss den Stillvorgang nicht zwingend negativ beeinflussen, wenn Sie das Stillen weiterhin verfolgen.

Stressfreies Stillen

Viele Mütter lassen sich durch das Stillen unter Druck setzen und es wird hierdurch zu einem äußerst sensiblen Thema. Das muss aber gar nicht sein, wenn Sie darauf achten, Stress zu reduzieren. Ich kann Ihnen nur dazu raten, entspannt und ohne Erwartungen an das Stillen heranzutreten – noch dazu eine positive Haltung einzunehmen und sich nicht selbst abzuwerten, wenn es etwas schwieriger wird.

An manchen Tagen ist Disziplin nötig, damit das Stillen reibungslos klappt, und Sie werden vielleicht mit einigen Wehwehchen zu kämpfen haben. Geben Sie allerdings nicht auf und achten Sie dabei auch auf sich selbst. Bleiben Sie geduldig, denn Ihre Milchproduktion braucht eine gewisse Zeit, um in Schwung zu kommen.

Eine kleine Pause vom Stillen können Sie sich gönnen, indem Sie die Muttermilch abpumpen und Ihren Partner darum bitten, Ihr Baby zu füttern. Wenn Sie stillen, legen Sie großen Wert auf eine ruhige und bequeme Umgebung ohne Störfaktoren, die Sie womöglich ablenken könnten. Der Moment des Stillens gehört nur Ihrem Baby und Ihnen.

Ziehen Sie sich in eine ungestörte Ecke oder einen Raum zurück, den Sie etwas abdunkeln können. Handy, Telefon, Fernseher und auch die Hausklingel stellen Sie ab, damit auch niemand Sie beim Stillen unterbrechen kann.

Bevor Sie stillen, müssen Sie auf Folgendes achten:

- Ihr Baby sollte beim Stillen gut gestützt sein und bequem liegen. Achten Sie bei Ihrem Baby auf eine gerade Haltung der Wirbelsäule und darauf, dass diese nicht in irgendeiner Form verdreht ist.
- Legen Sie sich alles, was Sie benötigen, in Griffweite und gehen Sie vorher noch einmal zur Toilette. Das Stillen kann eine längere Zeit andauern und es wäre nicht empfehlenswert, ständig zu unterbrechen, da Ihr Kind

sonst quengelig wird und Sie dazu noch gestresst. Besser ist es, wenn Wasserflasche, Handy, Snacks und andere wichtige Utensilien in Ihrer Reichweite liegen.

• Korrigieren Sie, wenn nötig, Ihr Baby, wenn dieses Ihre Brustwarze nicht richtig erfasst hat. So ersparen Sie sich wunde Stellen oder eventuelle Verletzungen.

• Auch Sie sollten eine angenehme Stillposition einnehmen und sich dabei nicht verkrampfen. Als Hilfe kann Ihnen ein Stillkissen oder ein weiches Polster dienen.

Stillpositionen

Es gibt verschiedene Positionen, die Sie ausprobieren können, damit Sie wissen, mit welcher Sie und Ihr Baby am besten klarkommen. Der Wohlfühlfaktor muss stimmen und Ihr Baby sollte die Brust leicht erreichen können.

Die Stillpositionen sind ausgelegt auf unterschiedliche Situationen und sorgen für eine gewisse Flexibilität beim Stillen. Unterwegs werden Sie definitiv eine andere Position bevorzugen als daheim. Daher ist es von Vorteil, mehr als eine der Positionen zu beherrschen.

• Die klassische Stillposition ist die Wiegehaltung. Dabei liegt Ihr Baby auf Ihrem Unterarm und Sie ziehen es zu sich an die Brust heran. Im Grunde halten Sie Ihr Baby im Arm und kippen es leicht zu Ihrer Brust, damit es diese gut aufnehmen kann. Allerdings erfordert diese Haltung am Anfang etwas Übung und ist bei Neugeborenen nicht immer leicht durchzuführen. Mithilfe eines Stillkissens auf Ihrem Schoß können Sie Ihre Arme und Schultern entlasten.

• Die Kreuzhaltung ähnelt der Wiegeposition, jedoch unterscheidet sie sich darin, dass Sie Ihr Baby in entgegengesetzter Richtung und mit der anderen Hand im Nacken stützend stillen. Dabei können Sie ihm besonders gut helfen, an der Brustwarze zu bleiben, wenn es Schwierigkeiten hat, diese aufzunehmen.

• Für Frauen mit größeren Brüsten oder auch bei einem Kaiserschnitt kann die Rückwärtshaltung von Vorteil sein. Das Baby wird auf einem Stillkissen neben Sie gelegt und es zeigt mit den Füßen in Richtung Lehne, während Sie den vollen Blick auf sein Gesicht haben und mit der jeweiligen Hand sein Köpfchen stützen.

• In der Seitenlage können Sie Ihr Baby nachts oder auch zwischendurch, wenn Sie sich ausruhen möchten, stillen. Es liegt dabei im Bett neben Ihnen und Sie ziehen es an Ihre Brust. Auch nach dem Kaiserschnitt ist diese Position die angenehmste, damit Sie Ihre Operationsnarbe schonen können und nicht dauernd aufstehen müssen.

• Legen Sie Ihr Baby im Liegen auf Ihre Brust, kann es ebenfalls entspannt trinken. Die Rückenlage eignet sich nach einem Kaiserschnitt besonders gut. Doch es kann für manche Babys schwierig sein, die Brustwarze zu erfassen, weil die Brüste im Liegen flacher werden. Einfacher ist es, wenn Sie Ihren Oberkörper leicht aufrichten, denn Ihr Kind kann so besser an Ihre Brust herankommen.

Korrektes Anlegen

Beim Stillen kommt es darauf an, dass Ihr Baby die gesamte Brustwarze aufnehmen kann. Sonst drohen bei Ihnen Verletzungen und Ihr Baby saugt sich müde, ohne wirklich genügend Milch zu trinken. Das können Sie vermeiden, wenn Sie wissen, worauf es beim Anlegen ankommt.

• Entspannung und die richtige Stillposition sind das A und O für den Stillerfolg. Sind Sie gestresst, beeinflusst das Ihre Milchproduktion und Sie werden nachlässiger, wenn Ihr Kind andockt. Die falsche Stillposition kann Ihr Baby überfordern oder bei Ihnen zu Verspannungen führen.

Testen Sie daher alle Positionen aus, damit Sie wissen, mit welcher Ihr Baby zurechtkommt.

• Bevor Sie beginnen, sorgen Sie für Hautkontakt und legen Sie Ihr Baby nur mit einer Windel bekleidet auf Ihren nackten Oberkörper oder halten Sie es dabei im Arm.

• Sobald Ihr Baby Hunger hat, wird es Ihnen das Signal in Form von suchenden Bewegungen mit seinem Köpfchen vermitteln. Umfassen Sie Ihre Brust mit dem C-Griff, dabei formen Sie mit der Hand ein C und greifen um Ihre Brust. Der Daumen liegt dabei oben. Streichen Sie nun mit der Brustwarze sanft über den Mund Ihres Babys. Es wird diesen sofort aufsperren und nach der Milch suchen.

• Legen Sie die Brustwarze in den Mund Ihres Babys und achten Sie darauf, dass es diese vollständig aufnimmt. Sie merken, wenn Ihr Baby falsch angelegt ist, wenn Sie dabei ein starkes Ziehen verspüren. Im Idealfall darf das Stillen keine Schmerzen verursachen. Lösen Sie Ihr Baby sanft von Ihrer Brust, indem Sie ihm sanft einen Finger in den Mund schieben. Sein Mund wird sich daraufhin öffnen und Sie können nochmals korrigieren.

• Nachdem der Milchspenderreflex eingesetzt hat, kann Ihr Baby trinken. Dieser sorgt dafür, dass die Milch in Ihren Brüsten in Gang kommt. Eine Brust sollte möglichst leer getrunken werden, bevor Sie ihm die andere anbieten. Bei der nächsten Stillmahlzeit wechseln Sie die Brust, damit es diese ebenfalls leer trinken kann. So vermeiden Sie einen Milchstau. Sie können Ihre Brüste auch abpumpen, wenn sich diese nach dem Füttern noch voll anfühlen.

• Ihr Baby sollte immer zur Brust geführt werden und nicht andersherum. Ansonsten können sich bei Ihnen starke Rückenschmerzen bemerkbar machen.

Milchfluss anregen

Von Frau zu Frau ist der Milchfluss unterschiedlich. Manche Mütter sind mit einem ausreichenden Angebot ausgestattet, während andere hingegen weniger Milch produzieren.

Die Brustgröße sagt darüber jedoch gar nichts aus und es ist nur ein Irrglaube, dass eine Frau mit größeren Brüsten automatisch viel Muttermilch bereithält. Vielmehr hat es mit den körperlichen Umständen zu tun und ob es bei der Geburt Komplikationen gab. Dadurch wird die natürliche Milchbildung gehemmt und setzt verzögert ein. Doch mit ein paar Tricks können Sie Ihren Milchfluss anregen und dafür sorgen, dass Sie nicht auf Flaschennahrung umsteigen müssen.

- Stillen Sie Ihr Baby nach Bedarf, das bedeutet, Sie halten sich nicht an gewisse Zeiten, sondern Ihr Baby gibt das Tempo vor. So erhöht sich Ihre Milchproduktion automatisch. Auch kürzere Stillzeiten pro Brust können milchfördernd sein, weil Sie die Brüste zwischendurch immer mal wieder wechseln.

- Milchbildungstee, Bachblüten und Bockshornklee sind alte Hausmittel, die dazu beitragen können, Ihre Milchproduktion zu unterstützen. Befragen Sie hierzu Ihre Hebamme über mögliche Anwendungshinweise.

- Ruhe ist fördernd für Ihre Milchbildung. Daher lassen Sie sich bestmöglich unterstützen, damit Sie sich nur aufs Stillen konzentrieren können.

- Vor dem Stillen ein vorgewärmtes Handtuch oder ein Wärmekissen auf der Brust kann bereits den Milchfluss in Gang bringen.

- Mit gewissen Lebensmitteln können Sie die Milchproduktion beeinflussen. Milchbildend sind unter anderem Spargel, Malz, Hafer, Gerste und Grieß. Probieren Sie es einfach mal aus und integrieren Sie diese in Ihren Speiseplan.

Stillbeschwerden lindern und vorbeugen

Schmerzen beim oder nach dem Stillvorgang können leicht entstehen, wenn Sie die Anlegetechnik falsch ausführen, Ihr Baby die Brüste nicht leer trinkt oder Sie sich durch verletzte Brustwarzen mit Bakterien infizieren. Auch ein Überangebot Ihres Milchflusses kann zu Problemen während dem Stillen führen.

Meist hilft häufiges Anlegen, Kühlen nach dem Stillen und das sanfte Massieren der Brüste, um die Beschwerden weitestgehend zu lindern. Bei manchen Beschwerden, wie beispielsweise einer Brustentzündung, sollten Sie jedoch Ihre Hebamme um Rat bitten, gegebenenfalls sogar diese von einem Arzt untersuchen lassen.

Was hilft bei den häufigsten Stillbeschwerden?

- Bei einer Brustentzündung, auch Mastitis genannt, haben sich Bakterien durch verletzte Stellen der Brustwarzen in die Brüste eingeschleust und verursachen so eine starke Entzündung im Brustgewebe. Auch durch einen Milchstau kann diese Brustentzündung verursacht werden. Zwischen den Milchmahlzeiten müssen Sie Ihre Brüste kühlen, dies funktioniert hervorragend mit Quarkwickel oder Kühlpads. Zudem dürfen Sie auf keinen Fall mit dem Stillen aufhören, denn die angestaute Milch muss unbedingt heraus, damit sich die Entzündung wieder lösen kann. Vor dem Stillen empfiehlt es sich, die Brust mit einem Wärmekissen zu erwärmen, damit die Milch herausfließen kann. Auch sollten Sie nach dem Stillen die restliche Milch aus Ihren Brüsten abpumpen, damit diese vollständig entleert werden.

- Bei einem Knoten in der Brust oder verstopften Milchkanälen kann Ihnen eine Massage der Brüste dabei helfen, die angestaute Milch herauszustreichen. Wie bei der Brustentzündung helfen Wärme bei einem verbesserten Milchfluss und Kühlung, um die Schmerzen zu lindern. Regelmäßiges Anlegen und Abpumpen helfen dabei, die Milchkanäle wieder freizubekommen. Sie können sogar eine therapeutische Ultraschallbehandlung bei einem Physiotherapeuten durchführen lassen, wenn Sie öfter mit diesen Beschwerden zu kämpfen haben.

• Geschwollene und wunde Brustwarzen sind leider eine häufige Begleiterscheinung beim Stillen, vor allem bei Stillanfängerinnen. Meist genügt es, die Stilltechnik zu überprüfen und daraufhin zu korrigieren, um weiterem Wundsein entgegenzuwirken. Doch auch spezielle Salben und auch die eigene Muttermilch können Sie auf die betroffenen Stellen auftragen, damit die Reizung zurückgeht. Achten Sie auch auf Ihre Hygiene und wechseln Sie Ihre Stillkleidung regelmäßig, damit sich keine Bakterien bilden, die Infektionen auslösen können. Nach dem Stillen sollten Sie Ihre Brüste an der frischen Luft trocknen lassen, damit sich keine Feuchtigkeit staut und diese dann eine schmerzhafte Reibung an Ihren Kleidungsstücken erzeugt.

• Kleine Blutblasen auf den Brustwarzen sind ein häufiges Anzeichen von Überreizung und eventuell sogar von einer falschen Anlegetechnik. Kühlen Sie die betroffene Brustwarze und versuchen Sie, nicht die Blutblase zu öffnen, da Sie sonst Gefahr laufen, dass sich Bakterien darin einnisten können. Besser ist es, die Brust zu schonen und anstelle des Anlegens die betroffene Brust abzupumpen, bis sich die Blase weitestgehend zurückgebildet hat. Lanolin Salbe oder pures Wollfett auf die Brustwarze aufgetragen, kann Ihnen bei der Wundheilung helfen.

Praktisches Zubehör

Es gibt viele hervorragende Helfer für einen erfolgreichen Stillstart. Diese müssen Sie unbedingt kennenlernen und vielleicht kann Ihnen ja auch das eine oder andere Zubehör im Alltag weiterhelfen. Sprechen Sie auch hier wieder Ihre Hebamme an und fragen Sie nach eventuellen Erleichterungen beim Stillen. Sie wird Ihnen bestimmt noch mehr gute Tipps liefern können.

– Eine Milchpumpe eignet sich für zwischendurch, um überschüssige Muttermilch aus der Brust abzupumpen. Da die Brüste, wenn sie zu voll werden, anfangen, zu schmerzen, können Sie sich mit einer Handmilchpumpe oder sogar einer elektrischen Milchpumpe behelfen.

– Ein guter Still-BH ist unverzichtbar. Er stützt die Brüste und ist mit einer Öffnung versehen, durch die Ihr Baby trinken kann, wenn es hungrig ist. Zusätzlich gibt es wunderbare Stillmode, die ebenfalls für diesen Zweck gedacht ist.

– Das Stillkissen bietet Ihnen während dem Stillen guten Komfort und entlastet zudem Ihren Rücken. Ihr Baby kann darauf bequem und weich liegen, während es trinkt. Zusätzlich lässt sich das Stillkissen auch gut zweckentfremden als Wegrollschutz für Ihr Baby oder als Seitenschläferkissen, während der Schwangerschaft oder auch im Wochenbett.

– Stilleinlagen fangen überschüssige Milch auf und vermeiden unerwünschte Flecken auf dem T-Shirt.

– Für die Aufbewahrung der Milch im Kühlschrank eignen sich Muttermilchbehälter, die Sie sogar einfrieren können.

– Brustwarzensalbe kann Ihnen Linderung verschaffen, wenn Sie wunde Brustwarzen bekommen. Diese bekommen Sie in Apotheken und Drogerien.

WELCHE ERNÄHRUNG IN DER STILLZEIT?

In der Stillzeit kommt es sehr auf die Zusammenstellung Ihrer Ernährung an, damit Ihr Baby ausreichend versorgt wird. Sie können durch eine vollwertige und ausgewogene Ernährung zu der Gesundheit Ihres Kindes beitragen und so sicherstellen, dass es genügend Nährstoffe über die Muttermilch aufnimmt. Hierbei sollten Sie Ihren Speiseplan genau unter die Lupe nehmen und gegebenenfalls anpassen. Insbesondere müssen Sie auf Ihren Energiebedarf achten, denn dieser erhöht sich um die 500 bis 600 Kalorien pro Tag.

Von Diäten nach der Schwangerschaft ist in dieser Zeit abzuraten, da Sie hierdurch einen Nährstoffmangel verursachen könnten, und dieser wirkt sich dann negativ auf Ihr Baby aus. Ernähren Sie sich möglichst gesund und schlagen Sie nicht über die Strenge, werden Sie in ein paar Wochen sowieso etliche Kilos durch das Stillen verlieren.

Eine Diät ist hier absolut fehl am Platz, denn diese verursacht Stress und wird unnötig an Ihren Kräften zehren. Und diese benötigen Sie eher für Ihr Baby.

Was dürfen Sie in der Stillzeit essen?

Im Grunde gibt es keine Verbote, wenn Sie Ihr Baby stillen. Allerdings stehen einige Lebensmittel im Verdacht, bei Ihrem Baby Blähungen oder Allergien auszulösen. So können Kohl oder Hülsenfrüchte Koliken begünstigen oder Zitrusfrüchte für einen wunden Po verantwortlich sein. Hier gilt es, Ihr Baby genau zu beobachten oder sich schon an den bei Ihnen vorhandenen Nahrungsmittelunverträglichkeiten zu orientieren.

Meiden Sie die Lebensmittel, welche unerwünschte Reaktionen bei Ihrem Baby hervorrufen, und beobachten Sie es ein bis zwei Tage danach genau. Koffeinhaltige Getränke sollten nur sehr wenig und wenn möglich erst nach dem Stillvorgang konsumiert werden. Dann kann das Koffein bis zur nächsten Stillmahlzeit abgebaut werden und ruft keine Unruhezustände bei Ihrem Kind hervor.

Auf Alkohol verzichten Sie besser komplett, denn auch dieser geht in die Muttermilch über und besitzt nach ungefähr einer Stunde die höchste Konzentration. Auch wenn nur noch wenige Alkoholbestandteile in der Muttermilch enthalten sind, kann Ihr Baby diese trotzdem nicht abbauen. Setzen Sie bei Getränken eher auf viel Wasser, Stilltees, welche die Milchproduktion anregen, Saftschorlen oder aber auch auf ganz normale Früchtetees. Trinken Sie ausreichend und achten Sie darauf, dass Sie mindestens 2 Liter am Tag zu sich nehmen. Nur so stellen Sie eine optimale Milchproduktion sicher.

Tipps für die Ernährung

- Obst und Gemüse müssen reichlich in Ihren Speiseplan integriert sein. Die Ballaststoffe und Vitamine fördern Ihre Verdauung und werden auch an Ihr Baby weitergegeben.
- Ersetzen Sie Weißmehl durch Vollkornprodukte, denn diese enthalten mehr Mineralstoffe, Ballaststoffe und Vitamine.
- In der Woche dürfen Sie ruhig drei Portionen Fleisch oder auch eine Portion Fisch genießen. Letzteres liefert wertvolle Omega-3-Fettsäuren und Fleisch, vorzugsweise Rindfleisch, ist reich an Eisen, Jod und Eiweiß.
- Decken Sie Ihren Kalziumbedarf mit genügend Milchprodukten, wie Käse, Milch oder Joghurt.
- Nehmen Sie fettarme Kost zu sich und verzichten Sie auf übermäßigen Zuckerkonsum.
- Nahrungsergänzungen können Ihre Nährstoffversorgung optimieren. Informieren Sie sich bei Ihrem Gynäkologen über mögliche Präparate.

WENN STILLEN NICHT MÖGLICH IST

Es gibt einige Gründe, weshalb das Stillen bei manchen Müttern nicht funktioniert. Auch wenn Sie sich in der Schwangerschaft vorgenommen haben, Ihr Baby ausschließlich mit Muttermilch zu versorgen, kann es passieren, dass Ihnen Ihr Körper einen Strich durch die Rechnung macht.

Die Ursachen können vielfältig sein, weshalb das Stillen nicht möglich ist. Zum einen können hormonelle Störungen oder Krankheiten vorliegen, die die Milchproduktion der Mutter hemmen oder diese sogar komplett verhindern. Auch die Psyche kann hier eine große Rolle spielen und für das Versiegen der Muttermilch verantwortlich sein. Zudem können unter der Geburt verabreichte Medikamente Mutter und Kind aus dem Gleichgewicht bringen und den natürlichen Stillvorgang beeinflussen. Das Baby kann dadurch schläfriger werden und das Suchen und Andocken nach der Geburt erschweren.

Auch eine Trennung von Mutter und Kind unmittelbar nach der Geburt, wie beispielsweise nach einem Kaiserschnitt oder nach Komplikationen, hat starken Einfluss auf die Stillbeziehung. Ebenso der falsche Stillstart, etwa, wenn die Mutter nicht ausreichend beraten wurde, kann sich negativ auf das Stillen auswirken. Es gibt auch Mütter, die von Natur aus wenig Milch produzieren, das Stillen kann dadurch zu einer regelrechten Herausforderung werden. Das Kind wird unterversorgt und verliert an Gewicht, was irgendwann bedrohlich werden kann. Dann ist es besser, mit dem Zufüttern zu beginnen oder eben die noch vorhandene Muttermilch abzupumpen und diese zusätzlich zur Ersatznahrung zu füttern. Hauptsache, Ihr Baby erhält noch die letzten kostbaren Tropfen aus Ihrer Brust.

Wenn auch bei Ihnen zunächst Stillschwierigkeiten auftreten, verzweifeln Sie nicht und setzen Sie sich auch nicht unter Druck. Es ist kein Drama, wenn es bei Ihnen eben nicht klappt. Ihr Kind wird mit der Ersatznahrung aus dem Handel genauso wachsen und gedeihen. Möchten Sie es trotzdem weiter probieren, ist es ratsam, sich professionelle Hilfe dazu zu holen, um die Probleme beim Stillen zu erkennen.

Abhilfe kann hier eine erfahrene Stillberaterin oder Hebamme schaffen, die Ihnen zeigt, wie Sie Ihr Baby zum Trinken animieren und die richtige Anlegetechnik finden, die Ihnen allgemeine Tipps zum Stillen gibt und Ihnen auch beim Abstillen zur Seite stehen kann. Wenn Sie sich dazu entscheiden, abzustillen, ist das auch völlig in Ordnung, denn es ist wichtiger, dass Sie und Ihr Baby sich wohlfühlen, anstatt sich mit dem Stillen herumzuquälen. Bemerken Sie, dass es Ihnen und Ihrem Baby ohne das Stillen besser geht, spricht nichts dagegen, auf Flaschennahrung umzusteigen.

ERNÄHRUNG MIT FERTIGER MILCHNAHRUNG

Für den Fall, dass Sie sich gegen das Stillen entscheiden, nicht stillen können oder eben zufüttern müssen, steht Ihnen eine große Auswahl an fertiger Milchnahrung zur Verfügung. Die Milchnahrung aus dem Handel ist für sämtliche Bedürfnisse Ihres Babys erhältlich und eine gute Alternative zur Muttermilch.

Industrielle Babynahrung besitzt jedoch nicht die gleichen Inhaltsstoffe wie Muttermilch und kann sich nicht an Ihr Baby anpassen, sodass Sie eventuell diese durch ein sättigenderes Milchpulver austauschen müssen. Damit Sie Ihr Baby füttern können, benötigen Sie auch diverse Utensilien und Hilfsmittel wie Fläschchen, Sauger und Co.

Diese sollten Sie schon vor der Geburt Ihres Kindes parat haben, denn es kann vorkommen, dass Sie vielleicht gar nicht stillen können oder sich sogar nach der Geburt umentscheiden. Was Sie alles beachten müssen, wenn Sie auf Milchnahrung zurückgreifen möchten, erfahren Sie in diesem Artikel.

Welche Milchnahrung für Ihr Baby?

– Milchpulver gibt es für Neugeborene als Anfangsnahrung oder auch Pre-Nahrung genannt. Diese Milchnahrung ist der Muttermilch am ähnlichsten und kann nach Bedarf bis zur Milchentwöhnung gefüttert werden. Darauf folgt die 1er-Nahrung, welche mehr Stärke enthält und Ihr Baby länger satt machen kann.

– Auch für allergiegefährdete Babys wurde spezielle hypoallergene Milchnahrung entwickelt, bei der das Kuhmilcheiweiß mithilfe einer

Vorbehandlung verändert wurde. So verringert sich das Risiko für Allergien, wie beispielsweise Neurodermitis.

– Folgemilch wird mit den Zahlen 2 und 3 gekennzeichnet und ist nicht unbedingt nötig für Ihr Baby, da diese Milchnahrung zu viel Zucker und Zusatzstoffe enthält, die Gewichtszunahme und Karies fördern. Zudem darf die Nahrung nur ab Beikostbeginn eingesetzt werden und eignet sich nicht als Anfangsnahrung oder Dauernahrung.

– Spezialnahrung wie Anti-Reflux-Milchpulver oder Combiotik-Nahrung sind nicht als kompletter Muttermilchersatz gedacht, sondern sollten nur bei aufkommenden Beschwerden wie Verstopfungen (Combiotik) oder übermäßigem Speien (Anti-Reflux) eingesetzt werden. Dies muss vorher mit dem Kinderarzt oder der Hebamme abgeklärt werden und darf nicht auf eigene Faust ausprobiert werden. Greifen Sie zuerst lieber auf alternative Heilmethoden zurück und stellen Sie eventuell auf einen anderen Hersteller um, bevor Sie Spezialnahrung anwenden.

HILFREICHE TIPPS FÜR DAS FÜTTERN MIT FLÄSCHCHEN

Bei der Flaschennahrung haben Sie die Möglichkeit, flexibel zu sein, und können die Milchnahrung überall mit hinnehmen. Sie sind unabhängiger und müssen nicht auf Ausflüge verzichten, weil Sie beispielsweise in der Öffentlichkeit nicht stillen möchten.

Außerdem haben Sie bei Flaschennahrung immer im Blick, wie viel Ihr Baby getrunken hat, und Sie können auf eventuelle Trinkschwierigkeiten schneller reagieren. Passende Fläschchen, heißes Wasser und Milchpulver, mehr brauchen Sie dafür eigentlich nicht. Der Vorteil von Flaschennahrung ist außerdem, dass auch Ihr Partner Ihr Baby regelmäßig füttern kann, was natürlich die Beziehung zwischen Vater und Kind besonders intensiviert.

Wichtiges Zubehör und worauf Sie dabei achten sollten:

- Für das korrekte Mischen der Milchnahrung benötigen Sie Babyflaschen mit einer Messskala. Diese können aus Kunststoff oder Glas sein. Der Vorteil von Kunststoffflaschen ist die lange Haltbarkeit, da diese bei einem Sturz nicht sofort zerbrechen, diese verändern nach längerem Gebrauch jedoch die Farbe und werden trübe. Glasflaschen halten dagegen die Milch länger warm, besitzen jedoch ein höheres Gewicht als Kunststoffflaschen. Beide Varianten sind einfach zu reinigen und dürfen in die Spülmaschine.

- Sauger gibt es in zahlreichen Formen und Ausführungen. Diese können aus Latex oder Silikon bestehen. Silikonsauger haben den Vorteil, beständiger zu sein als Latexsauger. Latex ist zwar sehr elastisch und reißfest, kann allerdings nach spätestens 6 Wochen erste Alterserscheinungen zeigen und brüchig werden. Daher sollten Sie diese regelmäßig austauschen. Die Größen reichen hier von 0, sehr wenig Milch tritt aus, bis 4, welche einen schnelleren Milchfluss besitzt. Wählen Sie zunächst die beiden kleinsten Größen, damit sich Ihr Baby an den Milchfluss gewöhnen kann und nicht Gefahr läuft, sich zu verschlucken. Bei der Form der Sauger gibt es naturnahe und klassische Modelle. Letztendlich entscheidet Ihr Baby darüber, welche Saugerform es bevorzugt und welches Material ihm angenehmer ist. Daher ist es sinnvoll, immer beide Sorten griffbereit zu haben.

Hygiene

- Die Fläschchen sollten Sie vor jedem Gebrauch auskochen bzw. sterilisieren, da sich sonst Keime darin festsetzen können. Die Reinigung in der Spülmaschine reicht alleine nicht aus, um alle Bakterien abzutöten. Das Immunsystem Ihres Babys ist noch nicht in der Lage, diese Krankheitserreger zu bekämpfen, daher müssen Sie auf eine sorgfältige Hygiene bei der Zubereitung achten. Sie können dafür einen speziellen Sterilisator für Babyflaschen oder einen einfachen Kochtopf mit heißem Wasser nutzen. Den Sterilisator gibt es als Einzelgerät oder auch für die Mikrowelle. Wenn Sie im Kochtopf sterilisieren, achten Sie darauf, dass sich alle Fläschchen samt Zubehör für mindestens 30 Minuten im Wasserbad befinden. Nutzen Sie bei Kunststoffflaschen unbedingt einen Einsatz zum Auskochen, damit die Flaschen nicht mit dem heißen Topfboden in Berührung kommen. Diese können sonst schmelzen und daran festkleben.

- Sterilisieren Sie auch alle Utensilien, die mit den Fläschchen in Berührung kommen. So auch die Flaschenbürste, die Zange des Sterilisators und die passenden Sauger.

- Sie benötigen für die Zubereitung der Milchnahrung abgekochtes heißes Wasser. Reinigen Sie daher, wenn Sie einen Wasserkocher nutzen, diesen regelmäßig, damit keine Kalkrückstände in die Nahrung Ihres Babys gelangen.

  Das Gleiche gilt für die Thermoskanne, wenn Sie diese für unterwegs nutzen.

- Von Zeit zu Zeit sollten Sie Sauger und Flaschenbürste austauschen, da sich hier trotz regelmäßigem Sterilisieren Krankheitserreger festsetzen können. Die Sauger können zudem brüchig werden und dürfen dann nicht mehr weiter genutzt werden, sonst könnte Ihr Baby kleinste Bestandteile davon verschlucken.

Zubereitung der Milchnahrung

- Halten Sie sich bei der Zubereitung des Fläschchens immer exakt an die Herstellerangaben und experimentieren Sie keinesfalls mit der Milchpulvermenge. Eine falsche Anwendung kann bei Ihrem Kind von Verdauungsbeschwerden bis hin zu Erbrechen führen.

- Jedes Fläschchen muss frisch zubereitet werden. Übriggebliebene Reste dürfen nicht nochmals verfüttert oder erwärmt werden. Ein

Fläschchen, welches älter als eine halbe Stunde ist, wandert daher besser in den Abfluss.

- Reinigen Sie, bevor Sie die Milchnahrung anrühren, gründlich Ihre Hände und Ihre Arbeitsfläche, damit Sie keine Keime weitergeben.

- Das Wasser muss immer abgekocht werden, da hier eine Infektionsgefahr bestehen kann. Auch wenn unser Wasser in Deutschland streng kontrolliert wird, können sich Krankheitserreger über die Wasserleitungen dort hineinverirren. Spezielles Babywasser gibt es zwar auch zu kaufen, ist aber nicht zwingend notwendig, da das Abkochen von Leitungswasser genügt.

- Die Temperatur des Wassers können Sie mithilfe eines Thermometers abmessen, da für die Zubereitung oft eine bestimmte Temperatur vorausgesetzt wird, damit sich das Milchpulver vollständig auflöst.

- Gehen Sie genau nach Anleitung auf der Verpackung vor und nutzen Sie den dafür vorgesehenen Messlöffel. Dieser ist in der Packung bereits enthalten. Mit einem Messer können Sie überschüssiges Pulver vom Löffel abstreichen und erhalten so die perfekte Dosierung.

- Zuerst füllen Sie das heiße Wasser in die Flasche und geben dann das Pulver hinzu. Auf vielen Verpackungen steht, dass man die Flasche schütteln soll, jedoch entstehen durch diese Bewegungen sehr viele Luftblasen in der Flasche. Diese können bei Koliken verstärkt zu Problemen führen, da Ihr Baby hierdurch mehr Luft schlucken kann. Wenn Sie schütteln, sollten Sie daher warten, bis alle Luftbläschen vollständig verschwunden sind.

- Die Milch sollte von 40 Grad auf unter 37 Grad abgekühlt werden. So stellen Sie die perfekte Trinktemperatur sicher. Der altbewährte Test auf dem Handgelenk verrät Ihnen, ob die Temperatur angenehm ist. Ist sie Ihnen zu heiß, muss das Fläschchen noch einen Moment stehen bleiben. Sie können es schneller herunterkühlen, wenn Sie die heiße Flasche in ein kaltes Wasserbad stellen. Vorsicht allerdings bei Glasflaschen, diese könnten durch den rapiden Temperatursturz reißen.

- Von der Zubereitung in der Mikrowelle kann ich Ihnen nur abraten, denn die Hitze verteilt sich hier unregelmäßig und kann schlimmstenfalls zu Verbrühungen führen.

- Unterwegs können Sie die Fläschchen schon vorportionieren, damit Sie nur noch das heiße Wasser zugeben müssen. Dieses können Sie in einer Thermoskanne mit sich führen. Noch besser: Sie haben kleine Milchportionierer dabei, dies sind kleine Behälter, in denen Sie die Pulvermenge für ein Fläschchen hineinfüllen können. Damit gelingt das korrekte Abmessen besser.

- Das Milchpulver sollte trocken gelagert werden. Stellen Sie also sicher, dass keine Feuchtigkeit in das Innere der Packung gelangen kann, ansonsten könnte dies zu schnell verderben.

So füttern Sie Ihr Baby

- Wie beim Stillen ist eine angenehme Sitzhaltung äußerst wichtig, um bei Ihnen Rückenschmerzen vorzubeugen und den besten Halt für Ihr Baby sicherzustellen. Setzen Sie sich auf einen bequemen Stuhl, Sessel oder ein Sofa und halten Sie Ihr Baby im Arm, sodass sein Köpfchen gut gestützt ist.

- Blickkontakt ist beim Füttern unerlässlich und sorgt für eine intensivere Bindung. Schauen Sie Ihrem Baby daher ins Gesicht und ziehen Sie es nah an sich heran, damit es Ihre Wärme spüren kann. So gelingt es Ihnen, sich mit Ihrem Kind während des Fütterns auszutauschen.

- Halten Sie die Flasche leicht schräg und kontrollieren Sie immer wieder, ob der Sauger vollständig mit Milch bedeckt ist. Dadurch schluckt Ihr Baby weniger Luft und bekommt weniger Beschwerden.

• Nach dem Füttern heben Sie Ihr Baby etwas an und legen es an ihre Schulter. Ein Bäuerchen wird nicht lange auf sich warten lassen und wenn doch, können Sie mit den Fingern sanft auf den Rücken Ihres Babys klopfen, um es dabei zu unterstützen. Legen Sie dabei unbedingt ein Spucktuch über, so vermeiden Sie unschöne Überraschungen auf Ihrer Kleidung, da beim Bäuerchen immer ein bisschen Milch mit heraustreten kann.

• Vermeiden Sie es, die Flasche Ihrem Kind zu überlassen, auch wenn es diese eigenständig halten kann. Zu groß ist das Risiko, sich zu verschlucken, besonders über Nacht ohne Aufsicht. Außerdem wird Ihr Baby irgendwann nur noch an der Flasche nuckeln, wenn diese leer ist. Dauernuckeln schädigt nachweislich die Zähnchen und gerade diese brauchen besonders viel Pflege.

Koliken lindern und vorbeugen

• Die Drei-Monats-Koliken können eine besondere Herausforderung für Eltern werden, besonders, wenn Sie nicht wissen, wie Sie Ihrem Baby dabei helfen können. Es bekommt kurzerhand Bauchschmerzen nach dem Füttern, schreit wie am Spieß und kann sich regelrecht dabei verkrampfen, weil die Schmerzen für es unerträglich sind. Dies hängt mit seiner Darmflora zusammen, welche noch nicht ausgereift ist und so die Milchnahrung nicht verarbeiten kann. Zudem kann Luft in seinem Bauch zu einem Blähbauch führen und dieser schmerzt umso mehr. Gefährlich sind die Drei-Monats-Koliken nicht, doch Ihr Baby braucht jetzt vermehrt Ihre Hilfe, diese zu überstehen. Bleiben Sie möglichst ruhig und gelassen.

• Die überschüssige Luft muss unbedingt heraus und Sie können Ihrem Baby dabei helfen, indem Sie ihm sanft den Bauch mit Fenchel oder Kümmelöl massieren. Dies wirkt schmerzlindernd und entkrampfend. Auch mit den Beinchen Fahrradfahren kann helfen, den Darm in Schwung zu bringen. Dabei schieben Sie seine Beinchen in Rückenlage abwechselnd auf und ab, ohne starken Druck auszuüben. Viele Babys empfinden es jedoch als sehr unangenehm, bei Schmerzen auf dem Rücken zu liegen, doch einen Versuch ist es allemal wert.

- Der Fliegergriff kann helfen, Ihr Baby zu beruhigen. Dabei liegt es mit dem Bauch auf Ihrem Unterarm, das Köpfchen auf Ihrer Hand. Reiben Sie leicht über seinen Rücken, damit Bäuerchen oder Winde sich lösen können. Auch aufrechtes Herumtragen trägt aktiv zur Entlastung bei.

- Fencheltee kann sich auf die Verdauung Ihres Babys positiv auswirken und Koliken mindern. Nutzen Sie dafür unbedingt einen entsprechenden Teesauger.

- Beim Füttern ist es ratsam, Ihrem Baby den kleinstmöglichen Sauger anzubieten, damit der Milchfluss eingeschränkt wird und es langsamer trinkt. Es gelangt so weniger Luft in den Bauchraum.

- Bei langanhaltenden Beschwerden sprechen Sie unbedingt mit Ihrem Kinderarzt, um Unverträglichkeiten auszuschließen und die Milchnahrung passend zu ersetzen.

Beikostreife und erste Essversuche

Irgendwann ersehnt jede Mama den Beikoststart herbei. Das Baby lernt, festere Nahrung zu sich zu nehmen, und wird langsam selbstständiger. Noch dazu findet schrittweise eine Entwöhnung der Muttermilch oder Flaschenmilch statt und so wird auch die Ernährung vielseitiger. Bevor Sie mit der Beikost beginnen, müssen Sie allerdings einiges beachten.

Welche Nahrungsmittel sind besonders gut verträglich und geeignet für den ersten Brei? Wann ist Ihr Baby reif für die Beikost? Und worauf sollten Sie bei der Einführung von festerer Nahrung besonders achten? Informieren Sie sich vor dem Start ausführlich und probieren Sie es einfach mal aus, wenn Ihr Kind Interesse an Ihrem Essen zeigt. Es wird Ihnen schon zu verstehen geben, ob es tatsächlich bereit dafür ist. Und wenn es noch nicht klappen will, verschieben Sie das Ganze um ein, zwei Wochen und starten erneut.

Sie müssen sehr viel Geduld und Verständnis für Ihr Baby aufbringen, wenn es die Welt der Lebensmittel erkundet. Immerhin muss es sich hier erst herantasten und seine Mundmotorik erforschen. Vorher konnte es spielend leicht aus der Flasche oder von Ihrer Brust trinken und nun muss es die Zunge und den Gaumen aktiv bewegen. Das ist völlig neu und kann anfangs noch Schwierigkeiten bereiten.

ANZEICHEN FÜR DIE BEIKOSTREIFE

Viele Mütter beklagen sich, dass ihre Babys den Brei verweigern oder diesen wieder herausspucken. Unzählige Versuche, das Baby zum Essen zu animieren, scheitern kläglich und die Essenssituation ist stressig und wird von Frust begleitet. Die Angst, das Baby könnte irgendwann einen Nährstoffmangel erleiden, weil es keinen Brei essen möchte, ist schlichtweg unbegründet. Zunächst kann man sagen, dass Muttermilch ausschließlich bis zum sechsten Monat und darüber hinaus auch noch mehrere Monate gefüttert werden sollte, da diese sich immer an die Bedürfnisse Ihres Babys anpasst und automatisch eine reichhaltige Versorgung sicherstellt. Die Beikost ist, wie der Name schon sagt, kein vollständiger Ersatz für die Milchmahlzeit, sondern dient lediglich dazu, Ihr Baby an die spätere Familienkost heranzuführen. Die Milchmahlzeiten werden langsam durch feste Nahrung ersetzt, machen aber im ersten Jahr noch einen sehr großen Anteil aus.

Wenn Ihr Kind mit sechs oder sieben Monaten noch keinen Brei essen möchte, ist das völlig in Ordnung. Sie brauchen es nicht zu drängen, denn es wird Ihnen ganz von selbst signalisieren, wann der richtige Zeitpunkt dafür gekommen ist. Lassen Sie sich auch nicht von den Babykost-Herstellern verunsichern. Diese preisen Ihre Produkte schon ab dem vierten Monat an, nicht, weil es gesünder für Ihr Baby ist, sondern eben um diese perfekt zu vermarkten. Doch laut der WHO (Weltgesundheitsorganisation) sind Babys erst ab dem sechsten Monat dazu imstande, feste Kost zu verdauen und diese anzunehmen. Sie können diese Empfehlung als grobe Richtlinie ansehen. Das wahre Tempo gibt Ihnen Ihr Kind vor. Übereilen Sie diese Entscheidung lieber nicht, denn eine zu frühe Beikosteinführung kann mehr schaden als nützen. Allergien oder Nahrungsmittelunverträglichkeiten können hieraus entstehen und Ihr Baby zu sehr belasten. Das Verdauungssystem Ihres Kindes ist sehr empfindlich und muss sich vorher genügend darauf einstellen.

So erkennen Sie, wann Ihr Baby bereit für die Beikost ist:

- Ihr Baby beobachtet Sie neugierig bei den Mahlzeiten und greift nach Ihrem Essen, um es zu probieren.

- Die Muskulatur Ihres Babys sollte schon stärker ausgebildet sein, sodass es sich herumrollen kann. Zudem müssen Kopf und Oberkörper eine gewisse Stabilität besitzen, damit Sie mit der Beikost beginnen können. Eventuell kann es mit Unterstützung schon gerade sitzen. Dies ist ebenfalls ein guter Anhaltspunkt für den Beginn der Beikost.

- Die Hand-Mund-Koordination muss gut ausgeprägt sein. Ohne diese Fähigkeit kann Ihr Kind noch nicht nach Nahrungsmitteln greifen und diese in den Mund stecken.

- Warten Sie ab, bis der Zungenstoßreflex vollständig verschwunden ist. Dadurch drückt Ihr Baby den Brei samt Löffel wieder aus dem Mund, weil es diesen noch nicht im Mund akzeptieren kann. Dieser Reflex dient zum Schutz vor Fremdkörpern, welche verschluckt werden könnten. Solange es den Zungenstoßreflex noch besitzt, werden Sie die Beikost noch herauszögern müssen.

- Um den sechsten Monat verändert sich die Darmflora Ihres Kindes. Etwa gleichzeitig mit Verlust des Zungenstoßreflexes macht sich Ihr Baby bereit für festere Nahrung. Es kann ab diesem Zeitpunkt auch andere Nahrungsmittel als Milch verdauen.

- Wenn Sie etwas essen und Ihr Baby ahmt Sie durch Kaubewegungen nach, auch genannt Phantomkauen, könnte dies auch schon ein Anzeichen für eine baldige Breimahlzeit sein.

WELCHE NAHRUNGSMITTEL FÜR DEN ERSTEN BREI?

Wenn es dann endlich so weit ist, fragen Sie sich bestimmt, welchen Brei Sie Ihrem Baby zuerst anbieten sollten? Möglichst ein Nahrungsmittel, welches sehr mild und gut verträglich ist, kann Ihr Kind über einen Zeitraum von einer Woche probieren. Starten Sie möglichst mit einem Gläschenbrei, in dem nur eine Zutat enthalten ist. Diese sollte bestenfalls ein

Gemüse sein, welches süßlich und säurearm ist. Am besten ist es, wenn der Geschmack Ihr Baby an die Süße von Milch erinnert. Frühkarotten, Pastinake oder Kürbis eignen sich hervorragend und sind gut bekömmlich. Achten Sie bei den Gläschen unbedingt auf Bioqualität und darauf, dass keine Zusatzstoffe enthalten sind. Sie möchten den Brei selbst kochen? Dann warten Sie lieber noch, bis Ihr Baby eine ausreichende Menge zu sich nimmt und schon an Babybrei gewöhnt ist. Sonst könnten Sie auf Ihrem Brei sitzen bleiben. Selbst gekochter Brei besitzt meist einen zu intensiven Geschmack, den viele Babys anfangs ablehnen. Die Geschmacksknospen Ihres Babys sind ja noch gar nicht ausgereift und wenn Sie dann etwas füttern, was einen zu starken Eigengeschmack besitzt, wird Ihr Baby völlig überfordert sein. Die Portionen aus dem Handel reichen deshalb vollkommen aus für erste Versuche und sind außerdem milder im Geschmack.

Diese Nahrungsmittel eignen sich für den Beikoststart:

- Karotten
- Kürbis
- Pastinake
- Süßkartoffel
- Zucchini
- Fenchel

WANN SIND WELCHE NAHRUNGSMITTEL FÜR DAS BABY GEEIGNET?

Zu Beginn der Beikost kommen nur Lebensmittel für Ihr Baby infrage, die seinen Magen nicht belasten und möglichst keine Allergien auslösen. Im weiteren Verlauf ist es möglich, Ihrem Baby verschiedene Obst- und

Gemüsesorten anzubieten, natürlich immer im Hinblick darauf, ob es diese auch verträgt. Es gibt daher einige Sorten, bei denen Sie noch abwarten sollten, bevor Ihr Baby diese probieren kann. Damit Sie wissen, welche Nahrungsmittel Ihr Baby wann zu sich nehmen darf bzw. kann, habe ich Ihnen eine Liste erstellt, die Ihnen als Gedankenstütze dienen kann.

Ab dem sechsten Monat:
Gemüse: Karotten, Pastinake, Kürbis, Süßkartoffel, Fenchel, Zucchini

Obst: Apfel, Birne, Banane, Pflaume, Avocado

Ab dem achten Monat:
Gemüse: Brokkoli, Kartoffeln, Kohlrabi, Sellerie, Mais, Gurke, Rosenkohl

Obst: Pfirsich, Aprikose, Wassermelone, Mango

Ab dem zehnten Monat:
Gemüse: Aubergine, Spinat, Spargel

Obst: Weintrauben, Kiwi, Heidelbeere, Himbeeren, Ananas, Erdbeere

---

Ab dem zwölften Monat:
Gemüse: Tomaten

Obst: Zitrusfrüchte

SELBER KOCHEN ODER GEKAUFTE BABYNAHRUNG?

Gläschennahrung ist praktisch und schnell in Griffweite. Allerdings haben die meisten Gläschen versteckte Zusätze und sind nicht immer so gesund wie zunächst angenommen. Besonders Abendbreisorten oder die gemischten Mittagsmahlzeiten enthalten oft Verdickungsmittel und ein Vielfaches an Zucker, der eigentlich nicht notwendig wäre.

Gerade zu Beginn der Beikost fragen sich Eltern, ob sie die Nahrung für ihren Sprössling selber kochen sollen, um eben die darin enthaltenen Inhaltsstoffe kontrollieren zu können. Das ist sinnvoll und auch meist viel kostengünstiger. Dabei bedeutet es allerdings auch Mehrarbeit und das kann mit Baby im Alltag stressig werden.

Damit Sie es einfacher haben, eine Entscheidung zu fällen, ob Sie zu Gläschennahrung oder selbst gekochtem Brei greifen sollten, zeige ich Ihnen im Folgenden jeweils die Vor- und Nachteile beider Möglichkeiten. Sie müssen sich auch hier nicht unbedingt auf eine Variante versteifen, sondern können auch eine Kombination von beidem einführen. Wenn Sie daheim sind, kochen Sie frisch, und unterwegs nutzen Sie die Gläschen, um Zeit zu sparen.

Das können Sie machen, wie Sie möchten. In den ersten Wochen der Beikosteinführung sind Gläschen leichter zu handhaben, da Ihr Baby dann noch nicht so viel Brei isst, als dass es sich lohnt, diesen vorzukochen. Natürlich können Sie diesen nach dem Kochen einfrieren, doch nach dem Auftauen sollte dieser sofort verzehrt werden und alles, was übrig bleibt, müssen Sie leider entsorgen. D

ie Gläschen gibt es daher in kleinsten Portionen und können für ein bis zwei Tage im Kühlschrank aufbewahrt werden. Es bleibt Ihnen überlassen, was für Sie die beste Lösung ist.

Gläschennahrung

Vorteile:

– Sie kann für unterwegs sehr praktisch sein

– Sie kann in der Mikrowelle oder im Wasserbad schnell zubereitet werden

– Die hygienischen Standards bei der Herstellung sind sehr hoch und kaum zu übertreffen

– Bei der Herstellung werden die Zutaten schonend gegart und gedünstet

– Durch die strengen Kontrollen gibt es kaum Rückstände von belastenden Schadstoffen

– feine Konsistenz, die altersgerecht angepasst ist

– Gläschen sind keimfrei und absolut sicher hergestellt

Nachteile:

– Gläschen kosten mehr Geld als selbstgekochte Mahlzeiten

– Die Vielfalt an Geschmacksrichtungen ist riesig und kann verwirrend sein

– Versteckte Zusätze und unnötige Zutaten wie Bindemittel, Gewürze und Ähnliches sind für Ihr Baby ungeeignet

– Die Nährstoffe sind nicht in ausreichender Form enthalten

– Altersempfehlungen entsprechen oft nicht der Realität und die Mahlzeiten sind erst zu einem späteren Zeitpunkt geeignet

– Sie produzieren viel Glasmüll

Selbstgekochter Brei

Vorteile:
– Sie haben die volle Kontrolle über die Zutaten und es gibt keine versteckten Zusätze – die Zusammenstellung der Mahlzeit können Sie auf die Bedürfnisse Ihres Babys anpassen – Oft leichter verdaulich, weil kaum Gewürze und andere Zutaten verwendet werden – Ihr Baby lernt den ursprünglichen Geschmack der Lebensmittel kennen – Allergien sind einfacher zu erkennen, weil eben die Zutaten bekannt sind – preisgünstiger in der Herstellung und Sie sparen sich das Entsorgen der Gläschen – Sie können auf Vorrat kochen und diesen portionieren und einfrieren
Nachteile:
– Die Mahlzeiten müssen vorbereitet und zubereitet werden, was bedeutend länger dauern kann als bei Gläschennahrung – Das Essen muss nach der Zubereitung zusätzlich sehr fein püriert werden – Sie müssen penibel auf Hygiene und Sauberkeit achten – Bei manchen Lebensmitteln wie Spinat oder Möhren ist die Gefahr eines erhöhten Nitratgehalts gegeben – Für die Zubereitung sollte ausschließlich Bioqualität verwendet werden, die recht kostenintensiv sein kann

– Sie haben eine eingeschränkte Auswahl bei den Lebensmitteln, denn bei der Zubereitung sollte möglichst regional und nach Saison gekocht werden

– Bei der Zusammensetzung der Mahlzeiten müssen Sie sich über die Nährstoffe und die richtige Zubereitung informieren, damit Vitamine möglichst erhalten bleiben

SO FÜHREN SIE DIE BEIKOST EIN

Die feste Nahrungsaufnahme ist ein spannender Schritt in der Entwicklung Ihres Babys. Dabei begleiten Sie es und legen den Grundstein für eine gesunde Ernährung. Ab dem sechsten Monat kann der Beikoststart gelingen und zunächst wird Ihr Baby sich an die neuen Prozesse in seinem Mund gewöhnen müssen. Es lernt viele Geschmacksrichtungen und Konsistenzen kennen und muss diese erst einmal verarbeiten. Wenn Sie mit der Beikost beginnen, sind die Mahlzeiten noch nicht dazu gedacht, Ihr Baby zu sättigen.

Sie sind lediglich zum Erkunden und als Kombination zur Milch gedacht. Später werden dann ganze Milchmahlzeiten durch festere Nahrung ersetzt. Auch der Umgang mit dem Löffel, der für Ihr Baby völlig unbekannt ist, will gelernt sein. Die Milchflasche oder Ihre Brust haben eine andere Form und Beschaffenheit. Das kann für Irritationen sorgen und eine Ablehnung des Breis ist daher sogar sehr wahrscheinlich. Das macht aber überhaupt nichts, denn es gibt ein paar gute Tipps, wie Sie Ihr Baby an die Beikost so sanft und spielerisch wie möglich heranführen können.

Im nächsten Kapitel erhalten Sie dazu noch einen detaillierten Ernährungsplan, damit Sie alle Tipps bestens anwenden können.

Keinen Stress

Nehmen Sie jeglichen Druck aus der Essenssituation heraus, indem Sie Ihr Baby nicht dazu zwingen, den Brei zu probieren. Achten Sie unbedingt auf die Anzeichen der Beikostreife und starten Sie auch erst dann mit einem Versuch, Ihr Baby für Brei zu begeistern, nicht vorher. Wenn es nicht funktionieren möchte und Ihr Baby keine Lust hat oder sogar Angst verspürt, hören Sie sofort auf.

Versuchen Sie es nach einer längeren Pause erneut. Die Einführung der Beikost wird nicht reibungslos vonstattengehen und es wird Tage geben, an denen Ihr Kind festere Nahrung akzeptiert, an anderen Tagen ausschließlich seine vertrauten Milchmahlzeiten fordert. Sie müssen ihm einfach genügend Zeit geben, sich an die ungewohnte Nahrung zu gewöhnen, und auch Sie sollten Ihre Erwartungen herunterschrauben.

Mittagsmahlzeit für den Start wählen

Probieren Sie in der Mittagszeit, Ihrem Baby seine erste Breimahlzeit anzubieten. Am besten füttern Sie es etwas mit Milch, damit der Hunger nicht zu groß ist und es entspannt bleibt. Wichtig ist, dass es ausgeschlafen und nicht zu unruhig ist, sonst könnte es passieren, dass es zu ungeduldig wird und nicht kooperieren möchte. Mittags haben Sie auch den Vorteil, eventuelle Unverträglichkeiten Ihres Kindes über den Tag wieder auszugleichen. Abends könnten sich Schlafprobleme entwickeln, wenn Ihr Baby durch den Brei Verdauungsprobleme bekommt.

Ruhige und entspannte Atmosphäre schaffen

Vermeiden Sie sämtliche Ablenkungen, die Ihr Baby vom Essen abhalten könnten. Dazu gehört auch, den Fernseher nicht im Hintergrund laufen zu lassen und auch nicht gerade im größten Trubel mit dem ersten Brei anzufangen. Das geht meistens schief. Sorgen Sie dafür, dass Ihr Baby sich nur auf das Essen konzentriert und alle Störfaktoren beseitigt sind. Auch Hektik während dem Essen ist zu vermeiden. Das bedeutet für Sie auch, nicht ständig zu unterbrechen und nebenbei zum Beispiel andere Dinge im Haushalt zu erledigen.

Geduld aufbringen

Verschmäht Ihr Baby eine Gemüsesorte, bieten Sie ihm diese in den folgenden drei Tagen noch einmal an. Mag es das Gemüse dann immer noch nicht, können Sie eine andere Sorte ausprobieren. Oft ist der Geschmack zu komplex und Ihr Baby merkt vielleicht beim zweiten oder dritten Mal, wie köstlich der Brei ist.

Wenn es satt ist, versuchen Sie bitte nicht, noch einen Löffel hinterherzuschieben, sondern akzeptieren Sie seine Reaktion. Es wird den Kopf zur Seite drehen und die Lippen aufeinander pressen, wenn es nichts mehr essen mag. Öffnet es vor der Mahlzeit den Mund nicht, können Sie ihm etwas Brei auf die Lippen träufeln, es wird diesen dann probieren und vielleicht sogar weiteressen wollen.

Gemüse für den Start

Die Geschmacksnerven Ihres Babys sind noch unausgereift und müssen langsam an die Welt der Nahrungsmittel herangeführt werden. Daher ist mildes Gemüse besonders gut geeignet. Es gibt auch Eltern, die mit Obst beginnen, doch das finde ich noch zu verfrüht. Die Säure und der Zucker sind für das kindliche Verdauungssystem noch schwer zu bewältigen, daher sollte lieber auf Gemüse wie Karotten zurückgegriffen werden.

Spielerische Beikost

Lehnt Ihr Baby den Löffel ab oder wirkt verunsichert, versuchen Sie es doch einfach auf die spielerische Art und Weise. Geben Sie ihm vor der Mahlzeit den Löffel und die leere Breischale in die Hand, damit es diese Dinge erkunden kann. Wichtig ist auch ein fester Platz für seine Mahlzeiten, damit es sofort erkennt, wann es losgeht.

Auch Rituale, wie das Decken des Tisches, ein gemeinsames Lied oder eine lustige Handpuppe, können auf die Mahlzeiten einstimmen. Am Anfang wird es dies noch nicht so wahrnehmen, doch wenn Sie diese Rituale beibehalten, wird es sich regelrecht darauf freuen und das Essen mit Spaß verbinden.

Erleichterungen und Helfer nutzen

Ja, auch die Zubereitung der Mahlzeiten kann mit Baby ein wahrer Stressfaktor sein und den gilt es, besonders bei der Beikosteinführung zu reduzieren. Später, wenn Sie routinierter sind, wird Ihnen dies auch nichts mehr ausmachen.

Wenn Sie also selber kochen, empfiehlt es sich, die Mahlzeiten möglichst vorzukochen und alles weitestgehend vorzubereiten, sodass Sie die Babynahrung nur noch servieren müssen. Auch Babybrei im Gläschen ist schnell und einfach erwärmt und es gibt hier ebenfalls einige Helfer wie einen Babykostwärmer oder Ähnliches für unterwegs, damit auch außer Haus nicht auf die warme Mahlzeit verzichtet werden muss.

BABY LED WEANING ALS ALTERNATIVE

Wer sich mit dem Thema Beikost beschäftigt, wird irgendwann auch über den Begriff Baby Led Weaning stolpern. Was das genau bedeutet, fragen Sie sich jetzt bestimmt? Baby Led Weaning ist eine etwas freiere Form der Beikost bzw. Ernährungsform für Babys und Kleinkinder. Diese stützt sich auf der Grundlage, dass Babys Nahrungsmittel in ihrer Ursprungsform und mit allen Sinnen entdecken sollen.

Das bedeutet, die Lebensmittel werden mit den Händen erkundet und Ihr Kind darf mit seinem Essen spielen. Was zunächst gewöhnungsbedürftig ist, hat den entscheidenden Vorteil, dass Ihr Baby sich eigenständig von seinen Milchmahlzeiten entwöhnt. Dabei wird Baby Led

Weaning, zu Deutsch vom Baby gesteuerte Entwöhnung, ohne Brei praktiziert. Nur feste Nahrung, die für das Baby geeignet ist, kommt auf den Tisch. So geschieht es automatisch, dass Ihr Baby erst später mit der Beikost beginnt, weil es eben gewisse Fähigkeiten besitzen muss, um eigenständig essen zu können. Bis dahin ist die Milch Hauptbestandteil der Ernährung Ihres Babys und es bestimmt selbst das Tempo, wann es feste Nahrung ausprobieren möchte.

Wenn für Sie diese alternative Ernährungsform infrage kommt, gibt es auch hier viele Dinge zu berücksichtigen. Noch dazu möchte ich Ihnen die Entscheidung erleichtern, indem ich Ihnen Vor- und Nachteile aufzeige sowie einige Tipps und Tricks für Sie zusammengestellt habe.

Vorteile des Baby Led Weaning

– Ihr Baby lernt alle Lebensmittel in seiner ursprünglichen Form kennen und kann frei entscheiden, was es davon zu sich nehmen möchte. Der Geschmack wird intensiv wahrgenommen und nicht durch andere Lebensmittel beeinflusst.

– Beim gemeinsamen Essen kann Ihr Baby dabei sein und wird nicht nebenbei gefüttert. Das stärkt sein Gemeinschaftsgefühl und es kann von Ihnen lernen, wie man mit seinem Essen umgeht.

– Ihr Baby entwickelt seine eigene Dynamik und wird nicht beim Essen beeinflusst oder etwa dazu gedrängt. Alles geschieht freiwillig und es bleibt dem Essen gegenüber aufgeschlossen und neugierig.

– Sein natürliches Sättigungsgefühl wird unterstützt. Es isst langsamer und spürt selbst, wann es genug hat.

– Eigenständiges Essen fördert die Hand-Mund-Motorik, die Zungenmotorik und schult den Geschmackssinn. Außerdem wird Ihr Baby früh selbstständig und noch dazu freut es sich über seine Erfolge. Das Selbstbewusstsein wird dadurch gestärkt und gefördert.

– Durch Baby Led Weaning sparen Sie Geld und bei der Zubereitung der Nahrung haben Sie die Kontrolle über die Inhaltsstoffe.

– Der Spaß steht im Vordergrund und Ihr Baby wird ein positives Verhältnis zum Essen aufbauen.

Nachteile

– Baby Led Weaning bedeutet für Sie sehr viel Putzarbeit, da Ihr Baby mit dem Essen matschen und spielen wird.

– Durch die kleinen Mengen, die Ihr Baby zu sich nimmt oder nicht essen mag, werden eventuell einige Lebensmittel verschwendet.

– Es besteht durchaus die Gefahr des Verschluckens und Sie müssen beim Essen ständig aufpassen, dass nichts passiert.

– Sie müssen die Mahlzeiten für Ihr Baby selbst zubereiten und das kann Sie viel Zeit kosten.

– Bestimmte Nahrungsmittel eignen sich nur bedingt für das Baby Led Weaning, wodurch ein Nährstoffmangel entstehen kann. So können Fleisch, Fisch oder Getreide sehr schlecht gekaut werden oder sind für Ihr Baby uninteressant. Diese sollten Sie dann doch in Breiform anbieten, damit Ihr Baby gut versorgt wird.

Grundregeln für Baby Led Weaning

• Für die Aufnahme fester Nahrungsmittel muss Ihr Baby aufrecht sitzen können und es sollte daher niemals liegend gefüttert werden. Ihr Baby könnte sich so leichter verschlucken.

Setzen Sie es am besten auf Ihren Schoß oder in einen Hochstuhl. Kann es noch nicht sitzen, ist es ratsam, noch etwas abzuwarten.

• Binden Sie Ihr Baby in die Familienmahlzeiten mit ein und bieten Sie ihm, sobald es Interesse zeigt, geeignete Nahrung an, die es mit der Zunge zerdrücken kann. Das können weichgekochte Karotten oder auch eine Banane sein.

- Bereiten Sie die Mahlzeiten so vor, dass Ihr Baby das Essen problemlos vom Teller nehmen kann. Obst und Gemüse in kleine Streifen oder Chips geschnitten sind leicht zu greifen und passen gut in Babys Hand.

- Servieren Sie Ihrem Baby eine kleine Auswahl an Lebensmitteln, damit es diese selbst auswählen kann.

- Halten Sie sich zurück und versuchen Sie, Ihrem Baby nicht sofort beim Essen zu helfen. Es muss die Erfahrung alleine machen und für sich einen Weg finden, zu essen. Greifen Sie nur ein, wenn es gefährlich wird oder Ihr Baby wirklich Ihre Hilfe benötigt.

- Bleiben Sie gelassen und erwarten Sie nicht, dass Ihr Baby seinen Teller leer isst. Akzeptieren Sie seine Entscheidung, wenn es mal nicht essen mag oder etwas anderes haben möchte.

- Auch wenn es ungewohnt ist, lassen Sie Ihr Baby das Essen erkunden und damit spielen. So lernt es die Lebensmittel auf seine Art kennen und wird das Essen nicht mit Zwang, sondern mit Spaß und Freude verbinden. Für die Matschereien gibt es im Handel praktische Ganzkörperlätzchen zu kaufen, damit sich das Chaos in Grenzen hält. Ein alter Duschvorhang oder ein Handtuch können die gröbsten Sachen auffangen und den Boden vor Verschmutzung schützen.

- Die wichtigste Regel ist, Ihr Baby niemals unbeaufsichtigt zu lassen, wenn es gerade isst. Zu schnell kann etwas in die Luftröhre rutschen und Sie haben dann nur wenige Minuten, ihm zu helfen. Informieren Sie sich deshalb auch über Erste-Hilfe-Maßnahmen, die, wie ich finde, bei der Durchführung von Baby Led Weaning für Eltern Pflicht sein sollten. Die Sicherheit Ihres Kindes steht immer an erster Stelle, daher dürfen Sie bei Baby Led Weaning nicht leichtsinnig werden.

Der große Ernährungsplan

Eine gesunde Ernährung wirkt sich auf das gesamte Leben eines Babys aus. Da kommt es ganz besonders auch auf die Disziplin der Eltern an, denn wenn diese zu locker mit dem Thema Ernährung umgehen, kann dies auch negative Auswirkungen haben.

Übermäßig viel Zucker, Süßigkeiten, Fette und auch Kohlenhydrate sowie unregelmäßige Mahlzeiten können auf Dauer ein Gesundheitsrisiko darstellen. Diese Ernährungsweise kann schon im Kindesalter zu Übergewicht führen und Ihr Baby enorm belasten.

Doch wie können Sie Ihr Baby möglichst gesund und ausgewogen ernähren? Welche Lebensmittel stellen ein Risiko dar oder sind sogar gefährlich? Und wie kann ein Ernährungsplan für Babys gerade zu Beginn der Beikost im Detail aussehen? All diese Fragen beantworte ich Ihnen in diesem Kapitel.

WIE SIEHT DIE GESUNDE ERNÄHRUNG FÜR BABYS AUS?

Babys haben einen etwas anderen Bedarf als Kleinkinder oder Erwachsene, deshalb sollten sie in jedem Fall altersgerecht ernährt werden. Dabei gibt es ein paar Grundregeln zu beachten, die dafür sorgen, dass Ihr Baby alle Nährstoffe bekommt, die es benötigt.

Ernährungstipps für Babys:

- Milchnahrung stellt für Ihr Baby in den ersten Monaten die wichtigste Mahlzeit dar. In dieser ist alles enthalten, was es zum Wachstum und für seine Entwicklung benötigt. Erst um den siebten Monat herum verändert sich sein Bedarf, sodass zugefüttert werden sollte, um die optimale Versorgung sicherzustellen.

• Ausreichend Obst und Gemüse stellen das Hauptgerüst der Beikost dar. Daneben können fettarmes Fleisch sowie magerer Fisch und Getreide gefüttert werden. Nach der Anfangsphase kann Ihr Baby verschiedene Kombinationen der Lebensmittel probieren, vorher ist es empfehlenswert, sich auf nur eine Sorte zu beschränken, damit es den vollen Geschmack wahrnehmen kann.

• Süßigkeiten haben in Babys Ernährung nichts zu suchen. Was Ihr Baby nicht bekommt, kann es auch nicht vermissen, daher sorgen Sie schon von klein auf für ein bewusstes und verantwortungsvolles Essverhalten. Überhaupt ist Zucker für kleine Babys schädlich, da dieser die Zähne angreift und auch das Gewicht Ihres Babys in die Höhe treiben kann. Noch dazu kann er dafür sorgen, dass Ihr Baby unruhiger wird, weil er in hohen Mengen wie ein Aufputschmittel wirkt.

• Bieten Sie Ihrem Baby neben den Milchmahlzeiten keine anderen Getränke an. Dies ist nicht nötig, da es über die Milch ausreichend Flüssigkeit erhält. Wasser kann sogar gefährlich werden, wenn Ihr Baby zu viel davon zu sich nimmt, denn es kann zu einer Wasservergiftung kommen. Lediglich an heißen Tagen dürfen Sie ihm etwas Tee oder Wasser anbieten. Sobald Ihr Baby eine Milchmahlzeit durch Beikost ersetzt hat, ist sein Verdauungssystem so ausgreift, dass es das Wasser besser verträgt. Nehmen Sie am besten ausschließlich Babywasser, denn dieses ist keimfrei und arm an Schadstoffen. Verzichten Sie lieber auf Säfte, Schorlen oder Limos, denn diese sind wahre Zuckerbomben und haben zudem einen hohen Kaloriengehalt.

• Zeigen Sie Ihrem Kind, wie gesunde Ernährung funktioniert, indem Sie ein Vorbild sind und selbst auf Ihre Ernährung achten.

• Mag Ihr Baby wenig Gemüse oder Obst zu sich nehmen, dann werden Sie kreativ und versuchen Sie, die Mahlzeiten kindgerecht anzurichten. Vielleicht können Sie bei der Zubereitung des Breis auch verschiedene

Sorten miteinander kombinieren, damit der andere Geschmack leicht überdeckt wird.

- Beobachten Sie Ihr Kind genau, wenn Sie ein neues Lebensmittel einführen. Füttern Sie diese möglichst separat, damit Sie eventuelle Allergien feststellen können.

DIESE LEBENSMITTEL SOLLTEN BABYS MEIDEN

Manche Lebensmittel dürfen im ersten Lebensjahr überhaupt nicht auf Babys Teller landen. Etwa, weil deren Inhaltsstoffe für Babys giftig sind, allgemein der Gesundheit schaden oder absolut ungeeignet für den Verzehr sind.

Honig

Erst nach ungefähr zwölf Monaten darf Ihr Baby Honig zu sich nehmen. Vorher ist dieser tabu, denn er kann zu einer schweren Lebensmittelvergiftung führen. Verantwortlich ist das Bakterium Clostridium Botulinum, welches sich im Honig befinden kann.

Diese Erreger können bei Ihrem Baby Botulismus hervorrufen und sind daher lebensbedrohlich. Hat es Honig gegessen, kann es bis zu 30 Tage dauern, bis Symptome wie Verstopfung, Lähmungen oder Schluckbeschwerden auftreten. Vermeiden Sie daher, Zucker durch Honig zu ersetzen, und sorgen Sie auch dafür, dass Verwandte sich an dieses Verbot halten.

Nüsse und Kerne

Bei Nüssen und Kernen sollten Sie besser noch warten, bis Ihr Baby diese gefahrlos zerkleinern kann. Es besteht hier eine große Gefahr des

Verschluckens und zudem können Nüsse allergische Reaktionen hervorrufen.

Hülsenfrüchte
Wenn Sie Ihrem Baby Erbsen, Kichererbsen, Bohnen oder Linsen zubereiten, stellen Sie sicher, dass diese besonders weich gekocht oder, besser noch, püriert werden. Sonst besteht Erstickungsgefahr, weil die kleinen Hülsenfrüchte in die Luftröhre rutschen könnten. Ganz am Anfang der Beikost ist davon abzuraten, diese zu füttern, eben weil sie starke Blähungen und Verstopfungen herbeiführen können.

Kohl
Ebenso sollten Sie Kohl vom Speiseplan streichen, da dieser schwerverdaulich ist und starke Blähungen auslösen kann. Das gilt auch für Zwiebeln und Lauch.

Rohe Eier/Rohmilch
Sie kennen es noch von der Schwangerschaft: Rohmilchprodukte und rohe Eier sind für Babys gefährlich.

Die Gefahr von Listerien, kleine Bakterien, die zu einer Listeriose führen, ist hier sehr hoch. Diese sorgt für Fieber, Durchfall und Erbrechen bei Ihrem Baby und sollte daher vermieden werden.

Rohes Fleisch/Wurst
Wurst ist zwar nicht direkt gefährlich, wird aber mit vielen Zusätzen und Gewürzen hergestellt, die für Ihr Baby sehr schlecht verträglich sind. Bei

rohem Fleisch wie Mett allerdings können Salmonellen die Gesundheit Ihres Babys bedrohen.

Quark
Verzichten Sie unbedingt auf Quark, denn dieser enthält zu viel Eiweiß, welches die Nieren Ihres Kindes überlasten können. Dabei richtet Quark noch stärkere Schäden als Kuhmilch an, denn die Eiweißkonzentration ist hier um ein Vielfaches erhöht. Selbst Joghurt ist als Alternative nicht zu empfehlen, da dieser wie normale Milch und Quark die Eisenaufnahme Ihres Babys hemmt. Achten Sie daher auch bei Gläschen darauf, dass kein Joghurt enthalten ist.

Scharfe Gewürze
Es sollte selbstverständlich sein, dass Ihr Baby noch keine scharfen Gewürze essen darf. Diese sind Gift für die Verdauung und sorgen nur für Beschwerden, wie etwa einen wunden Po, Blähungen oder sogar Durchfall.

Aber auch mit anderen Gewürzen sollten Sie sich zurückhalten, denn Ihr Baby kann diese intensiven Aromen noch gar nicht wirklich verarbeiten. Wenn Sie unbedingt Gewürze verwenden möchten, nehmen Sie ausschließlich milde Sorten wie Vanille, Zimt, Kurkuma, Kreuzkümmel oder getrocknete Kräuter wie Basilikum. Minze ist eher ungeeignet, weil diese den Magen Ihres Babys durcheinanderbringt und Bauchschmerzen verursachen kann. Gänzlich verzichten sollten Sie daher auf Chili und andere scharfe Gewürze, Pfeffer, Muskatnuss, Bittermandel und Safran. Letzteres kann in geringen Dosen sogar gefährlich werden.

Süßstoffe

Sie benötigen keine Extra-Süße, um den Brei Ihres Babys interessanter zu gestalten. Süßstoffe können das Verdauungssystem beeinträchtigen und häufig Bauchschmerzen und Durchfall verursachen.

Kaltgepresste Öle

Raffinierte Öle sind für Babys besser geeignet als kaltgepresste Öle. Das hat damit zu tun, dass im kaltgepressten Öl noch Schadstoffe wie Schwermetalle oder Pflanzenschutzmittel zu finden ist, welche für Babys gesundheitsschädlich sind.

Soja

Die sogenannten Isoflavone befinden sich in Sojaprodukten, die den Hormonhaushalt Ihres Babys durcheinanderbringen und später Autoimmunkrankheiten begünstigen oder sogar auslösen können. Daher ist für Babys grundsätzlich Soja zu vermeiden und dies auch nicht anstelle von Milchprodukten zu verwenden.

Salz

Auch, wenn wir Erwachsenen dazu neigen, alles zu salzen, sollten Sie bei der Zubereitung von Speisen auf Salz verzichten. Der Salzkonsum beeinträchtigt die Nierenfunktion Ihres Kindes und kann Bluthochdruck fördern.

Noch dazu verfälscht es den puren Geschmack der Nahrungsmittel, welche Ihr Baby möglichst natürlich kennenlernen sollte.

Pseudogetreide

Amarant, Quinoa und Buchweizen zählen zu den Pseudogetreidearten, welche nichts mit den herkömmlichen Getreidearten zu tun haben. Diese enthalten Bitterstoffe und Gerbstoffe, die sich negativ auf die Verdauung Ihres Babys auswirken können. Zusätzlich hemmen sie die Aufnahme von Vitaminen und Mineralien und sind deshalb nicht geeignet für Babys.

Thunfisch

Neben anderen Jägerfischarten sollten Sie auch Thunfisch nicht für die Speisen Ihres Babys verwenden, da diese Fischarten stark von Schwermetallen wie Quecksilber belastet sind. Schwermetalle können neurologische Störungen verursachen, daher gilt es, diese unbedingt zu vermeiden.

Zucker

Im Hinblick auf die ersten Zähnchen und auch auf die Gesundheit Ihres Babys sollten Sie Zucker konsequent von ihm fernhalten. Wenn Ihr Baby stetig mit süßen Speisen in Kontakt kommt, kann sich das sogar zu einer Art Sucht entwickeln. Zucker befindet sich in vielen Lebensmitteln und meist auch als versteckter Zusatz.

Achten Sie besonders bei Gläschenbrei auf diese Zuckerzusätze und sorgen Sie für eine möglichst zuckerarme Ernährung. Sie senken so das Kariesrisiko und helfen Ihrem Kind, eine gesunde Beziehung zu Zucker aufzubauen, ohne dass es später mit Heißhungerattacken kämpfen muss.

ERNÄHRUNGSPLAN FÜR BABYS

Damit Sie eine grobe Vorstellung davon haben, wie Sie die Beikost Ihres Babys gestalten können, habe ich Ihnen im Folgenden einen möglichen Plan erstellt. Dabei ist zu erwähnen, dass Sie selbstverständlich Änderungen vornehmen können und ich Ihnen hier nur eine Empfehlung gebe.

Klassischerweise beginne ich mit der Einführung der Beikost mittags, wobei Sie hier auch abends oder nachmittags auf Brei umsteigen dürfen. Es kommt dabei auf Ihren Tagesablauf und Ihre Gewohnheiten an.

Ab dem sechsten Monat

Führen Sie zunächst einen reinen Gemüsebrei ein. Dies kann ein Karotten-, Pastinake- oder Kürbisbrei sein. Pre-Nahrung oder Muttermilch machen die Hauptmahlzeiten rund um den Gemüsebrei aus. Auch sollten Sie mindestens drei Tage am Stück eine Sorte ausprobieren, um festzustellen, ob Ihr Baby das Gemüse verträgt und auch essen mag.

Nach ungefähr ein bis zwei Wochen mischen Sie Kartoffeln unter den Brei. Dabei sollten Sie weniger Kartoffeln hinzugeben als Hauptgemüse, sonst wird der Brei zu fest und Ihr Baby bekommt Schwierigkeiten beim Schlucken.

Wieder eine Woche später kommen etwa 20 bis 30 g Fleisch hinzu. Am besten greifen Sie auf mageres Fleisch wie Kalb, Rind oder Geflügel zurück. In den Fleischbrei geben Sie zusätzlich noch einen Teelöffel Orangensaft, damit das Vitamin C für eine bessere Eisenaufnahme sorgen kann.

Hat sich Ihr Baby schon gut an die Mittagsmahlzeit gewöhnt und freut es sich sogar darauf, können Sie versuchen, die Abendmilch durch einen Milch-Getreidebrei zu ersetzen. Hierfür gibt es fertige Sorten, die

Sie nur noch mit Milch anrühren müssen, oder eben pure Getreideflocken, die sich mit Pre-Nahrung anrühren lassen. Zusätzlich können Sie nach und nach auch etwas Obstbrei hinzufügen. Achten Sie bei den fertigen Milchbreien auf die Inhaltsstoffe und vermeiden Sie zugesetzten Zucker. Bereiten Sie den Milchbrei immer genau nach Packungsangabe zu, dann ist er auch sehr bekömmlich.

Ab dem achten Monat

Hat Ihr Baby Gefallen an seinen Breimahlzeiten gefunden, können Sie nun entweder die Nachmittags- oder die Vormittagsmilch durch einen Obst-Getreidebrei austauschen. Gehen Sie dabei langsam vor und gewöhnen Sie Ihr Baby nach ungefähr ein bis zwei Wochen wieder an eine weitere Breimahlzeit. Wenn Sie merken, dass es Ihrem Baby zu schnell geht oder es Verdauungsbeschwerden zeigt, treten Sie einen Schritt zurück. Dann ist es vielleicht noch nicht so weit und Ihr Baby benötigt mehr Zeit zum Umgewöhnen. Erzwingen Sie dabei nichts.

Ihr Baby ist jetzt auch in der Lage, zerdrücktes Obst zu essen, und dieses können Sie ebenso in die Breimahlzeiten integrieren. Es gewöhnt sich dadurch an stückigere Nahrung und versucht bereits, mit seinen ersten Zähnchen zu kauen. Denken Sie daran, Ihrem Kind genügend Wasser anzubieten, da es ja weniger Flüssigkeit über seine Nahrung aufnimmt. Sind alle Milchmahlzeiten größtenteils ersetzt worden, können Sie Ihrem Baby auch festere Nahrung, wie weiches Brot, Gemüse oder Obst, anbieten. Auch wenn Ihr Baby morgens und abends noch nach seiner Milch verlangt, ist dies vollkommen in Ordnung.

Ab dem zehnten Monat

Ihr Baby wird jetzt langsam an das Familienessen herangeführt und kann zum Frühstück bereits ein Brot mit fettarmem Aufstrich und Belag essen. Vormittags und nachmittags eignen sich zwei gesunde Zwischenmahlzeiten aus Obst und um die Mittagszeit darf es schon vom Familientisch kosten oder seinen geliebten Brei verzehren. Abends können Sie nach Belieben ein Abendbrot aus Müsli, Brot oder Obst und Gemüse zubereiten. Der abendliche Milchbrei ist hier auch noch denkbar und kann ebenso Ihrem Baby angeboten werden. Die Flüssigkeitszufuhr sollte mit Wasser oder ungesüßtem Tee sichergestellt werden. Ihr Baby sollte ungefähr 500 bis 600 ml Flüssigkeit zu sich nehmen, wobei Muttermilch und auch Pre-Nahrung dazuzählen.

Ab dem zwölften Monat

Wenn Ihr Kind ein Jahr alt ist, sollte es sich schon so weit an die Familienkost gewöhnt haben, dass Sie viele Obst- und Gemüsesorten ausprobieren können, ohne dass ihm dies Probleme bereitet. Auch Milchmahlzeiten können durchaus noch vorkommen und Sie sollten Ihr Kind dabei nicht unter Druck setzen.

Es wird sich ganz von selbst entwöhnen und irgendwann keine Milch mehr benötigen. Achten Sie trotzdem noch darauf, die Mahlzeiten nicht zu stark zu würzen, und vermeiden Sie weiterhin Zucker und Salz in hohen Mengen. Kleine Naschereien wie Kekse oder ein Stück Schokolade sind natürlich zwischendurch auch mal erlaubt, sollten allerdings nicht zur Routine werden.

Ernährungsübersicht für die Beikost

	Morgens	**Vormittags**	**Mittags**	**Nachmittags**	**Abends**
Ab dem 6. Monat	Milchmahlzeit	Milchmahlzeit	Gemüsebrei/ Kartoffel-Gemüsebrei	Milchmahlzeit	Milchmahlzeit

Ab dem 7. Monat	Milch-mahlzeit	Milch-mahlzeit	Gemüse-brei/ Kartoffel-Gemüse-brei/ Gemüse-Fleischbrei	Milch-mahlzeit	Milch-Getreide-brei/ eventuell Milchmahl-zeit
Ab dem 8. Monat	Milch-mahlzeit	Obst-Getreide-brei	Gemüse-brei/ Kartoffel-Gemüse-brei/ Gemüse-Fleischbrei	Obst-Getreide-brei	Milch-Getreide-brei/ eventuell Milch-mahlzeit
Ab dem 10. Mo-nat	Frühstück, Brot mit Aufstrich oder Belag/ Obst/ Gemüse, eventuell Milch-mahlzeit	Obst als Snack	Gemüse-brei/ Kartoffel-Gemüse-brei/ Gemüse-Fleischbrei oder sogar schon Fami-lienessen	Obst als Snack	Milch-Getreide-brei/ eventuell Milch-mahlzeit oder sogar schon Abendbrot
Ab dem 12. Mo-nat	Frühstück Brot mit Aufstrich oder Belag/ Obst/ Gemüse	Obst als Snack	Familienes-sen, geeignete Gerichte für Kleinkinder	Obst als Snack	Abendbrot, Brot mit Aufstrich oder Belag/ Obst/ Gemüse

Babypflege

Die Körperpflege bei Babys ist ein sehr umfassendes Thema, bei dem Eltern häufig viele Fragen haben oder unsicher sind. Wie steht es um die Hautpflege und welche Pflegeprodukte sind überhaupt notwendig? Was muss bei der Nabelpflege beachtet werden und ab wann darf Ihr Baby sein erstes Bad nehmen? Wie pflegen Sie die ersten Zähnchen und ist es sinnvoll, eine Babymassage durchzuführen?

Schon im Krankenhaus werden Sie reichlich über die Babypflege informiert und wenn Sie eine Hebamme haben, kann diese Ihnen bereits vor der Geburt Ihre Fragen beantworten. In diesem Ratgeber sind auch noch einmal alle wichtigen Punkte zur Babypflege zusammengefasst, damit Sie immer wieder darauf zurückgreifen können.

NEUGEBORENENPFLEGE

Unmittelbar nach der Geburt müssen Sie sich damit auseinandersetzen, was es bei der Pflege Ihres Babys zu beachten gibt. Sie werden schnell Routine entwickeln und im Krankenhaus helfen Ihnen bei Schwierigkeiten die Krankenschwestern gerne weiter. Auch nehmen diese die ersten Handgriffe, wie das Säubern des Babys nach der Geburt, vor.

Sie wiederum können Ihrem Baby bei der Körperpflege ganz nah sein und es dabei mit Streicheleinheiten verwöhnen. Dies ist ebenso eine gute Gelegenheit, ihm viel Aufmerksamkeit zu schenken und sich ganz auf Ihren kleinen Schatz zu konzentrieren.

Babypflege bedeutet deshalb nicht nur Waschen und Säubern, sondern auch, ihm viel Zuneigung und Liebe während der Körperpflege zukommen zu lassen. Es lernt, Ihnen zu vertrauen, und wird sich gerne von Ihnen pflegen lassen.

Hautpflege

- Die Haut Ihres Babys ist sehr empfindlich und darf daher nicht mit Unmengen an Babyprodukten überfordert werden. Hier gilt der Grundsatz, weniger ist mehr. Und wenn, nutzen Sie unbedingt naturbelassene Produkte ohne schädliche Rohstoffe wie Erdöl oder Ähnliches. Werfen Sie immer einen Blick auf die Inhaltsstoffe.

- Einige Tage lang wird Ihr Baby besonders in den Hautfalten von einem dünnen weißlichen Belag benetzt sein. Dieser nennt sich Käseschmiere und sollte keinesfalls sofort entfernt werden. Sie dient als natürlicher Schutz der Haut und verhindert Hautinfektionen. Zudem trocknet die Haut an diesen Stellen nicht aus und bedarf keiner weiteren Extrapflege. Die Käseschmiere wird von selbst verschwinden und muss nicht abgewaschen werden.

- Hat Ihr Baby trockene Hautpartien, Kopfgneis oder einen wunden Po, können Sie mit Muttermilch sämtliche Hautprobleme behandeln. Ja, Sie haben richtig gehört. Ihre Muttermilch ist nicht nur Nahrung, sondern eignet sich perfekt für die Hautpflege Ihres Kindes.

- Die Neugeborenenakne ist eine typische hormonelle Umstellung der Haut und muss nicht zwingend behandelt werden. Verzichten Sie während dieser Zeit auf Salben oder Cremes, dann wird sich der Ausschlag ganz von selbst wieder zurückbilden.

- Mandelöl eignet sich hervorragend für die trockenen Stellen der Haut Ihres Babys, wenn Sie nicht auf herkömmliche Cremes zurückgreifen möchten.

- Achten Sie bei der Kleidung stets auf die Hautfreundlichkeit. Natürliche Stoffe wie Baumwolle, Wolle oder Seide schonen die Haut Ihres Babys und sind auch bei Hautallergien gut verträglich.

- Bei Sonne benötigt Ihr Baby einen Sonnenschutz mit einem Lichtschutzfaktor von mindestens 30, besser sogar 50. Direkte Sonneneinstrahlung sollten Sie unbedingt vermeiden und seine zarte Haut mit dünner Bekleidung schützen, da Ihr Baby noch keinen natürlichen Sonnenschutz der Haut aufweist.

- Bei Kälte oder Wind können Sie seine Haut mit einer fetthaltigen Wind- und Wetter-Creme schützen.

Nabelpflege

- Nachdem die Nabelschnur abgetrennt wurde, braucht der Nabelstumpf besondere Aufmerksamkeit. Dieser sollte frei von Feuchtigkeit, Schmutz und Reibung sein, damit er einwandfrei abheilen kann. Der Nabelrest wird durch eine Klemme versorgt und mit einem sterilen Wundtuch umwickelt, welches regelmäßig gewechselt werden sollte. Ungefähr nach einer Woche fällt der Nabel ab und es besteht kein Grund zur Sorge.

- Bevor Sie den Nabel anfassen, müssen Sie sich gründlich die Hände waschen, bestenfalls sogar desinfizieren, damit keine Keime hineingelangen können. Denn schließlich ist der Nabel eine Wunde und hier sollte auf besondere Hygiene geachtet werden.

- Wenn Sie den Nabel Ihres Babys reinigen möchten, nutzen Sie dafür abgekochtes Wasser und ein steriles Wundtuch. Das Wasser sollte nur noch lauwarm sein und Sie sollten den Nabel nur sanft trocken tupfen, niemals daran reiben oder verkrustete Stellen entfernen.

- Beim Wickeln müssen Sie darauf achten, dass Sie die Windel am Bauch einmal umklappen, damit der Nabel genügend Luft bekommt und nicht eingedrückt wird. Die Nabelklemme polstern Sie mit einem kleinen Mulltuch ab, damit diese keine Druckstellen am Bauch verursacht.

- Sie dürfen Ihr Baby baden, wenn der Nabel keine Entzündungen aufweist. Meist wird dies jedoch erst empfohlen, wenn der Nabelrest abgefallen ist. Vorher genügt es, Ihr Baby mit einem Waschlappen und Wasser zu reinigen.

• Kommt Ihnen am Nabel irgendetwas komisch vor oder weist dieser Veränderungen auf, die Sie sich nicht erklären können, ziehen Sie in jedem Fall einen Arzt hinzu. Bei Schwellungen, nässenden Stellen oder einem Nabelbruch ist es besser, wenn Sie dies vom Kinderarzt untersuchen lassen.

Sonstige Körperpflege

• Die Kopfhaare Ihres Babys brauchen Sie nicht mit Shampoo zu reinigen. Es genügt, wenn Sie diese mit warmem Wasser oder einem feuchten Waschlappen reinigen. Kämmen Sie seine Haare mit einer weichen Babybürste, so löst sich auch nach dem Bad eventueller Milchschorf oder Kopfgneis.

• Mit einem feuchten Tuch können Sie die Augen, wenn nötig, von Schmutz befreien. Dabei wischen Sie immer von außen nach innen.

• Ohren dürfen keinesfalls im Inneren mit einem Wattestäbchen gereinigt werden. Ohrenschmalz löst sich beim Baden von selbst. Sie können ansonsten mit einem Sicherheitswattestäbchen oder mit einem in Babyöl getauchten Tuch die Ohren Ihres Babys von außen säubern. Denken Sie auch an die Hautfalte hinter den Ohren, hier sammelt sich gerne viel Schmutz an.

• Um die Nägel Ihres Babys zu schneiden, greifen Sie am besten auf eine Babynagelschere zurück, diese ist vorne abgerundet und perfekt geeignet für die winzigen Nägelchen. Schneiden Sie seine Nägel nicht sofort nach dem Baden, da diese zu diesem Zeitpunkt sehr dünn sind und die Verletzungsgefahr dann zu groß ist. Auch wenn man mit dem Nägelschneiden noch ein paar Wochen warten sollte, müssen diese in jedem Fall gekürzt werden, wenn Ihr Baby sich damit selbst kratzt.

BADEN

Ein spannender Moment ist es, wenn Sie Ihr Baby das erste Mal baden möchten. Sicherlich ist Ihnen dabei etwas mulmig zumute, weil die Angst, es könnte dabei Wasser schlucken oder Ihnen aus der Hand rutschen, nicht unbegründet ist. Babys können schon in kleinsten Wassermengen ertrinken und dürfen niemals unbeaufsichtigt in der Badewanne verbleiben, auch nicht mit einem Badewannensitz.

Da Sie aber dabeistehen, können Sie ganz beruhigt an das Baden herangehen und Sie sollten sich nicht davor ängstigen. Mit Ihrem Partner zusammen fällt das Ganze leichter und er kann Ihnen helfend zur Seite stehen, falls sich Ihr Baby gegen das Baden wehrt. Denn nicht alle Babys können im warmen Wasser entspannen, sondern empfinden dies sogar als befremdlich.

Sie werden bald auch beim Baden eine Routine entwickeln und die Unsicherheit ablegen können. Fragen Sie Ihre Hebamme um Hilfe, wenn Sie sich das erste Bad nicht zutrauen. Sie wird Ihnen gerne alle Handgriffe und Tricks zeigen, damit das Baden zum reinsten Vergnügen für Ihr Baby wird.

Wann und wie oft darf ein Baby baden?

Die Meinungen gehen hier stark auseinander. Bekanntermaßen sollte ein Baby erst gebadet werden, wenn der letzte Nabelrest abgefallen ist. Dann minimiert sich das Risiko von Entzündungen und Komplikationen. Noch dazu wird die hautpflegende Käseschmiere nicht sofort entfernt und übernimmt noch weiterhin eine wichtige Schutzfunktion der Haut.

Oft ist es in der Praxis jedoch so, dass die Väter mit den Krankenschwestern das Baby zum ersten Mal nach der Geburt baden, wobei dies gar nicht nötig wäre. Sie können aber auch selbst bestimmen, ob Ihr Baby nach der Geburt gebadet werden soll oder nicht. Informieren Sie einfach die Krankenschwestern und sie werden sich an Ihre Anweisungen halten. Kinderärzte geben die Empfehlung raus, ein Baby nur einmal die Woche zu baden, damit der Säureschutzmantel der Haut nicht angegriffen wird. Zu häufiges Baden kann die Haut Ihres Kindes überfordern und austrocknen. Zwischen den Badesitzungen reicht die tägliche Katzenwäsche mit einem Waschlappen völlig aus.

Welche Badezusätze sind geeignet?

Irrtümlicherweise kaufen Eltern sämtliche Babyprodukte, welche die Pflegeregale der Drogerien und Supermärkte hergeben, wobei Sie sich das Geld lieber sparen und auf ein bis zwei wenige Produkte vertrauen sollten. Anfangs können Sie auf diese sogar komplett verzichten. Warmes Wasser reinigt Ihr Baby ausreichend und kann keine Irritationen der Haut hervorrufen.

Nach dem Bad können Sie seine Haut mit Mandelöl oder Babyöl einreiben, um diese etwas zu pflegen. Das genügt schon und Sie müssen nicht noch weitere Pflegeprodukte nutzen. Shampoo und Seife sind erst notwendig, wenn sich starke Verschmutzungen durch häufiges Speien oder Ausscheidungen gebildet haben, die Sie nur schwer entfernen können. Hier reicht klares Wasser meist nicht mehr aus. Als Badezusatz besitzt zudem Muttermilch eine äußerst pflegende und antibakterielle Wirkung und kann mit ins Badewasser hineingeben werden. Besonders ist dies bei allergiegefährdeten Babys eine geeignete Methode. Wenn Sie unbedingt einen herkömmlichen Badezusatz verwenden möchten, greifen Sie zu parfümfreien Produkten, die auf die Bedürfnisse zarter Babyhaut abgestimmt sind.

Hilfreiches Zubehör und Utensilien

Eine separate Babybadewanne ist praktisch, muss aber gar nicht extra angeschafft werden. In einem großen Waschbecken können Sie Ihr Baby genauso gut baden. Auch Badeeimer erfreuen sich größter Beliebtheit.

Wichtig ist, dass Sie auf die Sicherheit Ihres Kindes achten und die Variante wählen, mit der Sie am besten klarkommen.

Nützliches Zubehör für ein perfektes Bad sind:

– Babybadewanne mit Badewanneneinsatz

– Badeeimer

– Badethermometer

– 2 Waschlappen

– geeigneter Badezusatz oder Muttermilch

– Kapuzenhandtuch für Babys

Tipps für ein entspanntes Bad

• Bevor Sie Ihr Baby baden, ist es sinnvoll, alle Utensilien, die Sie benötigen, bereitzustellen. Eine gewisse Vorbereitung erspart Ihnen Stress und ein ungeduldiges Baby. Daher muss das Wasser bereits gut temperiert sein und Handtuch, Waschlappen und eventuell Windel müssen in Griffweite liegen.

• Die Wassertemperatur sollte bei ungefähr 37 Grad liegen und mit einem Thermometer unbedingt kontrolliert werden. Ihr Baby besitzt ein etwas anderes Empfinden als Sie und kann Hitze nur verspätet wahrnehmen. Wobei es hier zu Verbrühungen kommen kann, wenn das Badewasser noch zu heiß ist. Ihre Hand im Wasser ist dabei kein Maßstab und kann zu Fehleinschätzungen führen.

• Füllen Sie die Badewanne nicht zu voll, sondern maximal nur bis zur Hälfte, damit Ihr Baby leicht im Wasser schweben kann.

• Sorgen Sie am Wickelplatz mithilfe eines Heizstrahlers unbedingt für eine warme Umgebung, denn Ihr Baby wird Temperaturunterschiede gar nicht mögen und dies auch lautstark zeigen. Außerdem kann es sonst zu schnell auskühlen und das möchten Sie ja auch vermeiden.

- Nachdem Sie Ihren Schatz ausgezogen haben, gewöhnen Sie ihn schon mal an das Wasser. Lassen Sie zuerst die Beinchen in das Wasser gleiten und gehen Sie dabei sehr behutsam und langsam vor. Der richtige Griff erfordert anfangs etwas Übung, ist aber nicht sonderlich schwer. Sie fassen Ihr Baby mit einer Hand unter den Nacken. Leichter geht es, wenn Sie diesen auf Ihrem Unterarm abstützen und mit der Hand seine Schulter umfassen. Nun haben Sie die andere Hand frei und können Ihr Kind säubern und notfalls wieder festhalten.

- Nutzen Sie für das Bad zwei Waschlappen. Den einen Waschlappen tauchen Sie immer wieder ins Wasser und legen ihn auf den Bauch Ihres Babys, damit ihm nicht kalt wird. Mit dem anderen Waschlappen säubern Sie zuerst alle Hautfalten und danach den Rest des Körpers. Der Kopf ist ganz zum Schluss dran, denn sonst kann Ihr Kind zu schnell auskühlen. Denken Sie dabei auch an die Ohren, die Augenlider und die Halsfalte, denn hier setzen sich gerne mal Ablagerungen fest. Nach maximal 10 Minuten ist das Bad beendet und Sie sollten Ihr Baby aus der Badewanne herausholen.

- Legen Sie es unmittelbar nach dem Baden in ein Handtuch und bringen Sie es zum vorgewärmten Wickelplatz. Vermeiden Sie beim Abtrocknen, die Haut zu reiben, tupfen Sie diese nur vorsichtig trocken. Vergessen Sie nicht, alle Hautfalten abzutrocknen, damit sich keine wunden Stellen bilden können. Jetzt wäre ein guter Zeitpunkt für eine ausgiebige Babymassage mit Öl, die es mit Streicheleinheiten verwöhnt.

WICKELN

Anfangs werden Sie Ihrem Baby zwischen acht- und zehnmal am Tag die Windel wechseln müssen. Dabei werden Sie schnell die einzelnen Handgriffe im Schlaf beherrschen. In der Schwangerschaft haben Sie sich bestimmt auch intensiv mit dem Windelwechseln beschäftigt und sogar an einer Puppe üben können. In Vorbereitungskursen wird dieses Thema ausführlich erklärt und Sie können hier viele nützliche Informationen bekommen. Doch glauben Sie mir, Sie werden intuitiv wissen, was zu tun ist, wenn Ihr Baby auf der Welt ist.

Stoffwindeln oder Einwegwindeln?

Es gibt im Handel einige verschiedene Windelsysteme, die allesamt Vor- und Nachteile besitzen. Mittlerweile sind Stoffwindeln wieder sehr gefragt und werden oft wegen den ökologischen Aspekten den klassischen Plastikwindeln vorgezogen. Es gibt sie in modischen Designs und viele Hersteller haben gute Lösungen gefunden, die Stoffwindeln zu modernisieren.

Wegwerfwindeln machen weniger Arbeit und halten länger trocken, wobei diese die Müllberge rasant ansteigen lassen. Bei den Öko-Wegwerfwindeln bekommen Sie vielleicht ein besseres Gefühl, weil diese wenigstens aus nachwachsenden Rohstoffen hergestellt werden und bei der Produktion auf die Umwelt geachtet wird. Letztendlich entscheiden Sie, welche Variante Sie bevorzugen möchten. Ich habe Ihnen die Vor- und Nachteile unten aufgeführt, damit Sie eine bessere Entscheidungshilfe haben.

Windelsorte	**Vorteile**	**Nachteile**
Stoffwindeln	• angenehmer Tragekomfort • hautschonend • natürliches Gefühl bei Nässe	• Das Waschen kostet Energie und ist arbeitsaufwändig • umständlich in der Handhabung und bedarf etwas Übung

	• gibt es in vielen bunten Designs • Die Stoffwindeln können gewaschen werden und vermeiden Müll • sind lange wiederverwendbar • Schutzeinlagen sind über die Toilette entsorgbar	• Anschaffungskosten zunächst höher, relativieren sich allerdings nach einer gewissen Nutzungsdauer • müssen häufiger gewechselt werden, sonst können die Stoffwindeln auslaufen
Einwegwindeln	• Einfacher und schnell in der Handhabung • unterwegs leicht zu bedienen • Der Po bleibt länger trocken • Die Windeln laufen seltener aus • bequeme Passform • Sie sind dünner und nehmen weniger Platz weg.	• produzieren sehr viel Müll • bestehen aus Kunststoff und enthalten womöglich noch chemische Zusätze • Wundsein wird gefördert • Babys brauchen länger zum Trockenwerden • Können auf Dauer teuer sein
Öko-Windeln	• Umweltfreundlicher in der Herstellung • Ohne Duftstoffe und chemische Zusätze • Manche Marken dürfen sogar auf dem Kompost entsorgt werden	• Können mit der Saugkraft herkömmlicher Einwegwindeln nicht mithalten • Kosten mehr als einfache Windeln • Verursachen trotz besserer Ökobilanz weiterhin Müll

So wickeln Sie richtig

- Sobald die Windel voll ist, sollten Sie diese wechseln. Warten Sie nicht ab, bis das volle Volumen ausgeschöpft ist, so lange wird Ihr Baby auch gar nicht warten wollen und sich vorher schon bemerkbar machen.

- Platzieren Sie Ihr Baby auf einer gepolsterten Wickelunterlage und öffnen Sie die Windel.

- Greifen Sie mit Ihrer linken Hand, wenn Sie Rechtshänder sind, unter den linken Oberschenkel Ihres Babys und heben Sie sein Bein an. Der rechte Oberschenkel sollte dabei auf Ihrem Unterarm ruhen. So schonen Sie seine Hüfte. Ziehen Sie niemals beide Beine nach oben, denn dies belastet zusätzlich neben der Hüfte auch seinen Rücken.

- Rollen Sie die Windel nach innen und wischen Sie mit dieser die restlichen Ausscheidungen vom Po Ihres Babys. Nun säubern Sie seinen Po gründlich mit Feuchttüchern oder einem Waschlappen, den Sie vorher in warmes Wasser getaucht haben. Danach tupfen Sie seinen Po mit einem sauberen Mulltuch trocken, damit dieser nicht wund wird.

- Heben Sie Ihr Baby mit demselben Handgriff wie zuvor zur Seite und schieben Sie die neue Windel unter. Schließen Sie die Windel und achten Sie beim Neugeborenen darauf, dass der Nabel frei bleibt.

- Bei einem wunden Po lassen Sie Ihr Baby einige Zeit an der frischen Luft strampeln, damit sich die Haut wieder beruhigen kann.

- Unterwegs ist eine Wickeltasche mit integrierter Wickelunterlage sehr praktisch. Sie können dann nahezu auf jedem Untergrund Ihr Baby wickeln und haben alle Utensilien griffbereit.

- Bei Stoffwindeln gibt es unterschiedliche Praktiken, deshalb informieren Sie sich bestenfalls beim Hersteller über die korrekte Anwendung.

DIE ERSTEN ZÄHNE

Macht sich der allererste Zahn auf den Weg, können bis zu zwei Monate vergehen, bevor er seine Spitze im Kiefer Ihres Babys zeigt. Für manche Babys kann dies sehr anstrengend und belastend sein, da sie schubweise unter einer erhöhten Körpertemperatur, leichten Schmerzen und Durchfall leiden können, bis der Zahn durchbricht.

Dieser Vorgang wird auch Zahnen genannt und ist meist auch der Startschuss für die Beikosteinführung. Jeder Milchzahn hat von Geburt an seine feste Position und bricht in einer bestimmten Reihenfolge durch. Die unteren Schneidezähne in der Mitte von Babys Kiefer sind die Zähne, die sich zuerst zeigen werden. Danach folgen die oberen Schneidezähne, die Eckzähne und ganz zum Schluss stoßen auch die Backenzähne an die Oberfläche.

Sabbert Ihr Baby ab dem vierten Monat stark und wirkt unruhig, können dies die Anzeichen für das bevorstehende Zahnen sein. Dabei kaut es auch gerne auf weichen Spielzeugen herum, um den Druck im Kiefer abzubauen und das Zahnfleisch zu massieren. Werfen Sie deswegen immer mal einen Blick auf sein Zahnfleisch, ist es gerötet, bedeutet dies, es geht bald los und das erste Zähnchen lässt nicht mehr lange auf sich warten.

So unterstützen Sie Ihr Baby beim Zahnen

Wenn die Zähne durch das Zahnfleisch stoßen, kann dies mit Schmerzen einhergehen und Ihr Baby wird sich unwohl fühlen. Sie können es aber sehr gut dabei unterstützen und seine Beschwerden lindern, wenn Sie folgende Tipps beherzigen.

- Geben Sie ihm einen gekühlten Beißring, dieser wirkt nicht nur schmerzlindernd, sondern kann auch die Schwellungen des Zahnfleisches bekämpfen. Ein nasser kalter Waschlappen erfüllt diesen Zweck genauso gut. Wichtig ist, dass der Beißring nur im Kühlschrank gelagert wird und nicht in der Kühltruhe. Er sollte nur gekühlt werden und nicht gefroren sein.

• Waschen Sie sich die Hände und massieren Sie sanft das Zahnfleisch Ihres Babys mit dem Zeigefinger. Es gibt hierfür auch spezielle Fingerlinge mit Massageborsten zu kaufen, die sich perfekt für das Zahnen eignen. Sie bekommen diese in Drogerien und Apotheken.

• Sind die Schmerzen zu groß, können Sie auch auf Zahnunggels zurückgreifen. Diese enthalten Kamille und ein Lokalanästhetikum, welche das Zahnfleisch beruhigen und leicht betäuben. Sprechen Sie dies jedoch erst mit Ihrem Kinderarzt ab, vielleicht kann er Ihnen noch weitere Möglichkeiten wie Homöopathie oder Akupressur als Alternativen aufzeigen.

• Ablenkung kann ebenso für einen Moment helfen, die Schmerzen zu vergessen. Beschäftigen Sie sich ausgiebig mit Ihrem Baby und schenken Sie ihm viel Liebe und Nähe, indem Sie es herumtragen, kuscheln und trösten.

• Durch den vermehrten Speichelfluss wird seine Kleidung oftmals völlig durchnässen und dem können Sie vorbeugen, indem Sie Ihrem Baby Halstücher anziehen, welche die Feuchtigkeit aufsaugen. Dann müssen Sie es nicht dauernd umziehen.

Zahnpflege

• Schon bevor das erste Zähnchen komplett herausgewachsen ist, sollten Sie es pflegen und sauber halten. Sie können es mithilfe eines Wattestäbchens oder mit einem feuchten Tuch einmal täglich reinigen. Ist der Zahn in voller Größe gewachsen, empfiehlt es sich, eine weiche Babyzahnbürste zu kaufen. Es gibt im Handel auch Fingerzahnbürsten, die vollkommen ausreichen. Wichtig ist nur, dass Ihr Baby vom ersten Zähnchen an an die Zahnhygiene gewöhnt wird. So wird es dies als völlig normal ansehen und später weniger dagegen ankämpfen. Schaffen Sie schon früh ein Ritual für das Zähneputzen und führen Sie Ihr Baby spielerisch dabei heran.

- Die Zahnpasta muss auf das Alter Ihres Babys abgestimmt sein. Geben Sie ihm zusätzlich Fluoridtabletten, sollte bei der Zahncreme besser darauf verzichtet werden, da Fluorid in größeren Mengen schädlich sein kann.

- Lassen Sie Ihr Baby auch selbst mal die Zahnpflege übernehmen und mit der Zahnbürste spielen. So lernt es, damit umzugehen, und Zähneputzen macht ihm noch mehr Spaß. Natürlich putzen Sie später gründlich nach und entfernen die restlichen Beläge.

Der Babyschlaf

Ein ganz großes Thema bei Eltern ist der sichere und gesunde Schlaf eines Babys. Babys besitzen noch über keinen festen Tag-Nacht-Rhythmus, weil sie diesen im Mutterleib gar nicht brauchten. Schließlich war es dort immer dunkel und es schlief, wenn ihm danach war. Das ändert sich nach der Geburt schlagartig und Ihr Baby muss seinen Rhythmus erst finden.

Mitunter kommt es so bei Ihnen zu vielen schlaflosen Nächten und Ihr Kleines tut sich noch schwer damit, den Tag von der Nacht zu unterscheiden. Auch das Durchschlafen wird zwar von Eltern oft herbeigesehnt, muss sich aber erst entwickeln können. Die richtige Schlafumgebung und Schlafrituale können es dabei unterstützen. Sie selbst möchten bestimmt wissen, wie Sie Ihrem Baby dabei helfen können, in den Schlaf zu finden?

Und bestimmt noch andere Fragen brennen Ihnen bezüglich der Sicherheit auf der Seele. Was müssen Sie über mögliche Risiken beim Schlafen wissen und wie können Sie diese weitestgehend einschränken? Welche Methoden helfen, wenn Ihr Baby Probleme beim Einschlafen hat, und welche Tipps gibt es für eine entspannte Abendroutine? Das erfahren Sie alles in diesem Kapitel.

SICHERHEIT IM BABYBETT

Der plötzliche Kindstod, auch unter der Abkürzung SIDS bekannt, ist die größte Sorge vieler Eltern während den ersten Lebensmonaten ihres Babys. Das vermeintlich gesunde Baby wird zum Schlafen hingelegt und daraufhin tot in seinem Bettchen aufgefunden.

Ohne jegliche Anzeichen verstirbt es während des Schlafs und auch medizinische Untersuchungen geben keinen Aufschluss über die Todesursache. Dies ist das schlimmste Szenario für alle Eltern und verständlicherweise verursacht die Vorstellung bei vielen Müttern und Vätern Panik und Ängste. Es hat sich jedoch herausgestellt, dass es gewisse Risikofaktoren gibt, die dazu beitragen können, den plötzlichen Kindstod zu verursachen.

Nach langjährigen Beobachtungen haben Kinderärzte die Bauchlage als möglichen Grund identifizieren können. Aber auch noch andere Faktoren trugen zum plötzlichen Kindstod bei. Diese sind zum einen, wenn das Baby Giften wie Zigarettenrauch ausgesetzt ist, sich im Babybett Erstickungsgefahren wie Bettwäsche und Spielzeug befinden oder es an einer angeborenen Atemwegserkrankung leidet.

So vermeiden Sie Risiken

- Die Rückenlage ist für Babys Schlaf die sicherste Lösung. Die Atmung wird nicht beeinträchtigt und das Gesicht liegt frei. Legen Sie es daher nicht auf den Bauch und versuchen Sie, seine Schlafhaltung zwischendurch zu korrigieren, wenn Sie feststellen, dass es sich von selbst herumdreht.

- Vermeiden Sie alles, was Ihr Baby beim Schlafen behindern könnte und die Atemwege versperrt. Große Decken, Kissen, Nestchen und weiche Matratzenauflagen haben im Babybettchen nichts zu suchen. Die Luft muss gut zirkulieren und Ihr Baby darf sich darin nicht vergraben.

- Auf der sicheren Seite sind Sie mit einem Schlafsack. Daraus kann sich Ihr Baby nicht frei strampeln und dieser erschwert das Herumdrehen enorm. Noch dazu schützt der Schlafsack vor Überhitzung oder Auskühlung.

- Im Elternschlafzimmer ist Ihr Baby die ersten Monate am besten aufgehoben, denn es nimmt Ihre Atmung wahr und trainiert sich Ihren Atemrhythmus an. So verringern sich eventuelle Atemaussetzer.

- Achten Sie darauf, dass Ihr Baby alle Regelimpfungen bekommt. Es gibt Hinweise darauf, dass Säuglinge ohne ausreichenden Impfschutz häufiger gefährdet sind.
- Die ersten vier bis sechs Monate sollten Sie ausschließlich stillen, um das Risiko des plötzlichen Kindstods zu senken.
- Sorgen Sie für eine rauchfreie und alkoholfreie Schlafumgebung. Ausdünstungen nach Alkoholkonsum oder Zigarettenrauch in der Wohnung kann Ihr Baby einatmen, was sich negativ auf sein Immunsystem auswirken kann.
- Lassen Sie Ihr Baby nicht bäuchlings auf Ihrer Brust schlafen, sondern immer in seinem Bettchen, welches gerne neben dem Elternbett stehen darf. Die Gefahr, dass es herunterrollt oder seine Atemwege blockieren, ist zu groß. Zudem könnten Sie sich aus Versehen im Schlaf auf es rollen.

DIE RICHTIGE UMGEBUNG FÜR GESUNDEN SCHLAF

Im Elternschlafzimmer sollten Babys die ersten Monate in einem Beistellbett schlafen. So sind Sie immer in seiner Nähe und es fühlt sich nicht alleine gelassen. Es ist davon abzuraten, Ihr Baby im Elternbett schlafen zu lassen, denn hier könnte zu viel passieren und den Schlaf Ihres Babys beeinträchtigen.

Für einen gesunden Schlaf braucht Ihr Baby eine passende Umgebung, in der es sich wohlfühlt, und das ist in unmittelbarer Nähe zu Mama. Daher kann ein Beistellbett oder eine Wiege neben dem elterlichen Bett die beste Lösung sein. Alleine schlafen im Kinderzimmer würde ihm Angst machen, da es sich in dem großen Raum ohne seine Eltern vollkommen verloren fühlt. Manchen Babys macht dies nach ein paar Monaten nichts mehr aus und wiederum andere können bis zu einem Jahr noch nicht alleine schlafen. Dies sollten Sie gelassen sehen und keinen Druck auf die Schlafsituation ausüben. Es ist nicht gesagt, dass Ihr Kind dann für immer bei Ihnen schlafen will, im Gegenteil, es lernt so, sicher einzuschlafen und dass Schlaf nicht mit Ängsten verbunden sein muss.

Die richtige Umgebung für Ihr Baby ist dort, wo es sich am wohlsten fühlt, genügend Ruhe erfährt und sicher schlafen kann. Das ist idealerweise in einem gut belüfteten Raum mit einer Zimmertemperatur von ungefähr 19 Grad. Es darf dabei nicht zu warm und nicht zu kalt sein. Auch im Babybett sollte die Luft gut zirkulieren können und auf Babyhimmel sollte aus diesem Grund möglichst verzichtet werden. Praktischerweise lässt sich der Raum auch etwas abdunkeln, damit sich das Schlafhormon Melatonin bilden kann und Ihr Baby müde wird.

WENN DAS BABY SCHWIERIGKEITEN BEIM EINSCHLAFEN HAT

Es wird oft Tage geben, an denen Ihr kleiner Schatz schlechter einschläft oder die Nacht zum Tag machen will. Gründe hierfür kann es viele geben. Innere Unruhe, ein Entwicklungsschub, Schmerzen, Überreizung oder schlichtweg Übermüdung können dem Babyschlaf einen Strich durch die Rechnung machen. Sie können dem ganz leicht Abhilfe schaffen, wenn Sie für einen geregelten Tagesablauf sorgen, an dem sich Ihr Baby orientieren kann. Neugeborene schlafen überall und brauchen noch eine Weile, bis sie sich an gewisse Zyklen gewöhnt haben, aber bei älteren Babys helfen kleine Rituale und Abläufe, um die Schlafenszeit einzuläuten.

So erkennen Sie, wann Ihr Baby müde ist

- Reibt es sich die Augen und gähnt herzhaft, ist dies ein sicheres Zeichen für Übermüdung. Ihr Baby sollte daher schleunigst ins Bett, bevor es nochmal aufdreht und zu weinen beginnt.

• Starrt es leer in den Raum und wird plötzlich ganz still, kann dies ebenfalls auf Müdigkeit hindeuten.

• Noch bevor Ihr Baby selbst bemerkt, dass es müde ist, wird es quengelig und unausstehlich. Eine kleine Kuscheleinheit vor dem Hinlegen kann es wieder glücklicher stimmen und sanft in den Schlaf begleiten.

• Schneidet Ihr Baby Grimassen, verändert seine Mimik oder dreht es den Kopf weg, möchte es vielleicht schlafen. Achten Sie immer auf seinen Gesichtsausdruck, dann werden Sie schnell herausfinden, wonach ihm ist.

• Einige Babys drehen Ihr Energielevel, bevor sie völlig übermüden, noch einmal hoch und weisen eine gesteigerte Aktivität auf. Danach folgt meist schlechte Laune und Weinerlichkeit.

So helfen Sie Ihrem Baby, leichter in den Schlaf zu finden

• Ein Baby schreit nicht, weil es Sie ärgern möchte, sondern weil es ein starkes Bedürfnis hat, das befriedigt werden muss. Daher überlegen Sie, welches Problem Ihr Kleines hat und warum es gerade nicht einschlafen mag oder vielleicht sogar kann. Auf keinen Fall sollten Sie seine Bedürfnisse ignorieren und es schlimmstenfalls schreien lassen. Dies ist eine fragwürdige Methode, die nur dazu führt, dass sich die Beziehung zwischen Ihnen und Ihrem Baby verschlechtert. Es braucht Sie, um in den Schlaf zu finden, und bei manchen Babys ist dieses Bedürfnis nach Nähe und Geborgenheit besonders stark ausgeprägt. Hören Sie daher auf Ihr Herz und versuchen Sie, Ihr Kind zu verstehen. Wenn Sie Ihr Baby in den Schlaf begleiten, lernt es, dass Sie immer für es da sind, egal, welches Problem es auch hat.

• Oft ist ein Übermaß an Reizen der Grund dafür, dass sich Ihr Baby nicht vom Tag lösen kann. Reduzieren Sie ein bis zwei Stunden vor der Schlafenszeit jegliche Faktoren, die Ihr Kind aufdrehen lassen könnten.

Konzentrieren Sie sich tagsüber nur auf eine spannende Erfahrung, die Ihr Baby verarbeiten muss. Ein vollgepackter Terminplan mit mehreren Ausflügen können Ihr Baby völlig aus der Bahn werfen und sein Köpfchen überfordern.

- Vielleicht ist Ihr Baby auch nur übermüdet, weil es eben nicht den Schlaf bekommt, den es braucht. Führen Sie einen Mittagsschlaf ein, wenn Ihr Baby den ganzen Tag in Action ist, und achten Sie auf ein frühes Zubettgehen, damit es nicht wegen Übermüdung unruhig wird. Sie können seinen Schlafrhythmus auch für einen gewissen Zeitraum protokollieren und so überlegen, wie Sie die Schlafenszeiten anpassen möchten.

- Abendrituale verschaffen Sicherheit und bereiten Ihr Baby auf die bevorstehende Nacht vor. Unten finden Sie viele passende Tipps für eine gelungene Abendroutine.

- Durchläuft Ihr Baby einen Wachstumsschub, wird sich seine Schlafphase höchstwahrscheinlich verändern. Babys, die vorher durchgeschlafen haben, tun dies eben nicht mehr oder umgekehrt. Hier hilft nur Geduld und eine liebevolle Begleitung in den Schlaf.

Tipps für die Abendroutine

- Säuglinge schlafen, wann sie wollen, und sind daher noch nicht empfänglich für Rituale bzw. sie verstehen noch nicht, wann es dunkel wird und wann der Tag wieder anbricht. Etwa mit drei oder vier Monaten pendelt sich der Tag-Nacht-Rhythmus langsam ein und Sie können mit Abendritualen beginnen.

- Singen Sie Ihrem Schatz kurz bevor es ins Bett geht ein Schlaflied vor und wiegen Sie es langsam im Arm.

- Eine Babymassage kurz vor dem Schlafen gehen kann Ihr Kleines ruhiger werden lassen und vielleicht schon etwas einschläfernd wirken.

- Ein warmes Bad oder eine kleine Waschroutine mit Schlafanzug überziehen kann ebenfalls den Abend einläuten und Ihrem Baby signalisieren, dass es Zeit fürs Bett ist.

- Versuchen Sie nicht, krampfhaft alle Abendrituale einzuhalten, sondern versuchen Sie, abends immer einen möglichst gleichen Ablauf zu schaffen. Da ist es nicht schlimm, wenn das Schlaflied mal ausfällt. Hauptsache, Ihr Baby kann sich auf die Nacht einstellen und weiß, wann es ins Bett gebracht wird.

- Ein kleiner Spaziergang als Abendritual kann ebenso effektiv sein, denn durch die frische Luft werden Babys meist müde und schlafen besser ein. Seien Sie nur vorsichtig, dass es unterwegs nicht schon einschläft, denn sonst kann diese Idee auch schnell nach hinten losgehen.

- Nehmen Sie am Abend das Tempo heraus und reduzieren Sie den Geräuschpegel sowie Lichtquellen. Gedämmtes Licht und eine ruhige Atmosphäre helfen Ihrem Baby, zu entspannen und sich nicht mehr aufzuregen.

- Das letzte warme Fläschchen oder die Stillmahlzeit, welche ausschließlich im Bett stattfindet, wird Ihr Baby auf die Schlafenszeit einstimmen. Viel Körperkontakt und Zuneigung sowie Kuscheln wiegen es dabei schneller in den Schlaf.

- Sanfte Musik oder eine Spieluhr sind ideale Einschlafhilfen, auf die Ihr Baby garantiert nicht mehr verzichten möchte.

Erziehung und Alltag mit Baby

Jeder Tag stellt Sie als Eltern vor neue Herausforderungen. Mit fortlaufender Entwicklung wird Ihr Baby immer selbstständiger und es wächst zu einer eigenen kleinen Persönlichkeit heran. Hier kann es schon ein paar Monate nach der Geburt zu ersten Auseinandersetzungen zwischen Ihnen kommen, weil Ihr Kleines seinen eigenen Willen entdeckt und auch durchsetzen möchte.

Überhaupt dreht sich alles nur noch um Ihr Baby und Sie werden feststellen, dass der Alltag zwischendurch so seine Tücken haben kann. Dinge, die Sie früher schnell erledigen konnten, werden nun zu einer Tagesaufgabe. Ihr Baby braucht Ihre gesamte Aufmerksamkeit und das kann schnell anstrengend und kräftezehrend werden. Natürlich versuchen Sie, so gut es geht seinen Bedürfnissen nachzukommen, allerdings dürfen Sie sich selbst dabei nicht vergessen.

Auch in der Erziehung gilt es, vielleicht mal Kompromisse einzugehen und sich nicht auf festgefahrene Erziehungsmethoden zu versteifen, nur weil es im Umfeld so gehandhabt oder durch zahlreiche Ratgeber angepriesen wird. Sie werden Ihren Erziehungsweg finden, der zu Ihnen und Ihrem Baby passt, und Sie dürfen sich hier von niemandem hereinreden lassen.

Allzu oft mischen sich Verwandte und Freunde in den Erziehungsstil ein und verlangen, dass man deren Erwartungen gerecht wird. Doch das ist schlichtweg falsch, denn Sie haben eigene Vorstellungen von der Erziehung und möchten Ihrem Baby vielleicht sogar mehr Freiheiten lassen als andere Eltern. Jeder darf es so machen, wie er möchte, wenn dabei die Kinder Respekt und Akzeptanz erfahren.

WANN BEGINNT ERZIEHUNG?

Ein Baby kann seine Handlungen noch nicht beeinflussen oder bewusst steuern, sodass es auf die Hilfe seiner Eltern angewiesen ist. Es schreit und weint, weil es seinen Unmut kundtun will und jemanden braucht, der ihm weiterhilft. So ist die Annahme, ein Baby würde zu sehr verwöhnt werden, wenn man es mit Liebe und Zuneigung überschüttet, einfach veraltet.

Denn was genau soll daran falsch sein, einem hilflosen Wesen Geborgenheit zu schenken, wenn es einzig und allein nur nach seinen Instinkten handeln kann? Ihr Baby beispielsweise kann sich als Neugeborenes nicht selbst versorgen, trösten oder auch beschäftigen. Dazu ist es noch gar nicht in der Lage und es braucht den Rückhalt seiner Eltern, damit sein Urvertrauen nicht erschüttert wird.

Deshalb bin ich der Auffassung, dass Erziehung nicht sofort ab der Geburt beginnt, sondern dann, wenn Ihr Kind selbstständiger wird und versteht, dass es eine eigenständige Persönlichkeit ist. Und selbst dann müssen Sie auch nicht sofort von Ihrem Baby verlangen, dass es auf Sie hört bzw. Sie überhaupt versteht. Erziehung ist eher ein schleichender Vorgang, der sich erst entwickeln muss und an dem auch Sie wachsen müssen.

ERZIEHUNGSTIPPS OHNE DRUCK

Erziehen bedeutet auch nicht, sein Kind so zu formen, wie man es gerne hätte, sondern es liebevoll anzuleiten und auch seine Entscheidungen miteinzubeziehen. Grenzen zu setzen, wenn Gefahr droht oder etwas kaputtgehen kann, ist völlig legitim, aber ein Baby auszubremsen, nur weil man sein Verhalten gerade als störend empfindet, halte ich nicht für den besten Weg.

Kinder müssen sich entfalten und auch selbst dazulernen können, ohne dass ihnen von den Eltern ständig geholfen wird oder sie zu etwas gedrängt werden, was ihnen nicht gefällt. Sehen Sie Ihr Baby daher nicht als unterlegenes Kind an, sondern begegnen Sie ihm auf Augenhöhe, denn so wird es sich ernst genommen fühlen.

Auch wenn es Ihnen zunächst falsch erscheint, ohne viel Strenge zu erziehen, wird diese Art der Erziehung viel mehr bewirken, als wenn Sie unbedingt Ihren Willen durchboxen möchten. Kinder, bei denen die Eltern immer das Zepter in die Hand genommen und nie auf die Wünsche und Bedürfnisse Ihrer Kinder eingegangen sind, haben dann häufiger Probleme mit Trotzreaktionen, als wenn Sie Ursachenforschung betreiben und sich den Gefühlen Ihres Kindes annehmen.

Babys können Ihre Bedürfnisse natürlich noch nicht in Worte fassen, aber sie zeigen Ihnen durch Mimik, Gestik und Körpersprache, wie es Ihnen zumute ist.

Geduld

Auch wenn Sie Ihr Baby schon hundertmal ermahnt haben und es Ihre Reaktionen sehr lustig findet, bewahren Sie Ruhe und messen Sie seinen Aktionen nicht zu viel Bedeutung bei. Sehen Sie es nicht als Provokation, wenn Ihr Baby lachend etwas herumschmeißt, sondern denken Sie daran, dass es gerade lernt, wie die Welt funktioniert, und nicht wissen kann, was richtig oder falsch ist.

Wir Erwachsenen denken immer, Kinder sehen Ihr Umfeld so, wie wir es tun, doch sie sind neugieriger und haben noch keine Erfahrungen mit Gefahren oder Konsequenzen machen können. Daher bleiben Sie geduldig und erklären Sie Ihrem Schatz immer wieder, weshalb es beispielsweise nicht an die Steckdose, den Herd oder an bestimmte Schubladen ran darf.

Ein einfaches Nein sorgt oft für Unverständnis, wenn Sie ihm nicht den Grund dazu erläutern.

Konsequent bleiben

Wenn Sie an bestimmten Erziehungsmethoden festhalten, dann wechseln Sie nicht dauernd die Richtung, sondern bleiben Sie diesen auch treu.

Darf Ihr Kind nicht mit Essen schmeißen und Sie verbieten es den einen Tag, am anderen Tag lachen Sie aber nur darüber, wird Ihr Baby Sie nicht ernst nehmen. Schaffen Sie daher klare Strukturen und weichen Sie nicht vom eigenen Kurs ab.

Achten Sie auf Ihre Kommunikation

Verfallen Sie nicht in einen Befehlston, sondern sagen Sie Ihrem Baby klar und bestimmt, was es nicht darf, aber bleiben Sie dabei freundlich. Dies werden Sie oft wiederholen müssen, doch irgendwann hat es daraus gelernt, und das ganz ohne Zurechtweisungen.

Es ist auch einfacher für Ihr Baby, wenn Sie kurze und prägnante Sätze formen, anstatt ihm ellenlange Vorträge zu halten. Beispiel: „Nein, der Herd ist heiß. Komm bitte da weg!“. Achten Sie auch darauf, das Wörtchen „nicht“ wegzulassen, denn Ihr Baby wird dies ganz sicher überhören und trotzdem wieder zur Tat schreiten.

Vorbildfunktion

Gehen Sie mit gutem Beispiel voran und zeigen Sie Ihrem Baby, wie es richtig geht. Gehen Sie jedes Mal an die Decke, wenn es etwas falsch macht, wird es sich dieses Verhalten abschauen und später genauso reagieren. Immerhin hat Mama es vorgemacht und das ist dann schon in Ordnung so. In allen Bereichen sollten Sie überlegen, wie Sie ein gutes Vorbild für Ihr Kind sein können, und sich auch selbst zusammenreißen.

Loben und Respekt zeigen

Sobald Ihr Baby etwas geschafft hat, dürfen Sie es auch für seine Fortschritte loben. Auch, wenn es auf Sie gehört hat, ist ein kleines Lob angebracht. Das zeigt ihm Ihre Wertschätzung und es wird sich beim nächsten Mal sogar freiwillig an Ihre Anweisungen halten, weil es Sie stolz machen möchte. Zeigt Ihr Baby seinen eigenen Willen und protestiert lautstark, dann überlegen Sie, ob es Sinn macht, dagegen anzukämpfen oder ob die Situation so banal erscheint, dass Sie eventuell sogar nachgeben können. Nicht immer sollten Sie alles durchgehen lassen, aber auch nicht unter Zwang jeden Widerstand Ihres Kindes bekämpfen. Es will Ihnen damit ja etwas mitteilen und Sie müssen nun herausfinden, weshalb es etwas dagegen hat oder was seine ursprünglichen Bedürfnisse sind.

Spielerisch angehen

Versuchen Sie, Ihrem Baby doch einmal alles spielerisch zu vermitteln. Eine Handpuppe oder ein Stofftier können hier den Lehrer übernehmen. Das Gute daran ist, dass nicht Sie es sind, der Ihrem Kind Grenzen aufzeigt. Und vielleicht lassen sich gewisse Dinge Ihrem Baby so besser vermitteln.

Entspannt bleiben

Wie heißt es doch so schön? Es ist nur eine Phase und diese Phase wird auch wieder vorübergehen. Atmen Sie tief durch, wenn Ihnen alles zu viel wird, und versuchen Sie, sich abzulenken. Gehen Sie notfalls aus dem

Raum und sammeln Sie sich wieder, aber lassen Sie Ihren Frust nicht an Ihrem Kind heraus. Bevor Sie sich zu irgendeiner übereilten Reaktion hinreißen lassen, verlassen Sie die Situation oder, wenn das nicht möglich ist, versuchen Sie, sich und Ihr Baby mit etwas anderem abzulenken.

Oft kocht die Wut schnell hoch und ist im Nachhinein völlig unbegründet gewesen. Lassen Sie sich nicht dazu verleiten, Ihr Baby zu schütteln oder laut zu werden. Holen Sie sich lieber Hilfe, wenn Sie nicht mehr weiter wissen. Vielleicht kann auch jemand aus Ihrem Umfeld kurzfristig einspringen und Ihnen eine kurze Verschnaufpausc verschaffen? Ansonsten können Ihnen auch Entspannungsübungen, wie Atemtechniken und autogenes Training, dabei helfen, gelassener zu bleiben. Sehen Sie nicht alles so streng und konzentrieren Sie sich lieber auf die schönen Momente mit Ihrem Baby, als sich an Erziehungsmethoden festzuklammern.

ORGANISATION MIT BABY

Der Alltag mit einem Baby sorgt manchmal für Stress und für unvorhergesehene Situationen, die Ihren Tagesplan, sofern es diesen eben gibt, komplett auf den Kopf stellen können. Nicht immer ist alles zu schaffen und Sie werden sich oft fragen, wie Sie das alles bewältigen sollen. Es kann häufig anstrengend und umständlich sein, wenn Sie sich neben dem Baby noch um Haushalt und Familie kümmern müssen, doch mit ein bisschen Planung und einer guten Portion Gelassenheit schaffen Sie es ganz leicht, allem gerecht zu werden. Und wenn nicht? Dann ist dies auch keine Schande, sondern Sie geben tagtäglich Ihr Bestes und das ist schon sehr viel wert. Hierbei sollten Sie sich vollkommen vom Perfektionismus verabschieden und alles so annehmen, wie es auf Sie zukommt. Ein paar kleine Tipps habe ich noch für Sie zusammengestellt, damit Ihr Alltag mit Baby leichter von der Hand geht.

- Setzen Sie unbedingt Prioritäten und versuchen Sie, nicht ständig tausend Aufgaben zu erledigen. Das setzt Sie nur unter Druck und macht zudem schlechte Laune. Nehmen Sie sich immer nur eine Aufgabe vor, die Sie erledigen möchten. Erst dann schreiten Sie zur nächsten Tat.

- Bereiten Sie schon abends alles für den nächsten Morgen vor. Stellen Sie Fläschchen parat und versuchen Sie, alle Utensilien bereitzustellen, die Sie im Laufe des Tages benötigen. Erledigen Sie unliebsame Aufgaben zuerst und holen Sie sich, wenn möglich, Hilfe für den Haushalt dazu.

- Wenn Sie Ihr Baby in einer Babytrage oder in einem Tragetuch vor sich hertragen, können Sie schon einige Dinge schneller und effizienter erledigen. Da Ihr Baby mit dabei sein kann und so miteinbezogen wird, brauchen Sie nicht immer zu unterbrechen und zu ihm hinzueilen.

- Packen Sie schon am Vorabend Ihre Wickeltasche fertig, wenn Sie am nächsten Tag unterwegs sind. Sie können auch schon vorgefertigte Flaschen mit Milchpulver oder Babygläschen hineinpacken, damit Sie am nächsten Tag nur noch heißes Wasser mitnehmen müssen.

- Legen Sie bestimmte Tage fest, an denen Sie einkaufen, Wäsche waschen oder putzen. Konzentrieren Sie sich dann auch nur auf diese Tätigkeiten. Das sorgt für Struktur und weniger Stress.

- Ein geregelter Tagesablauf ist für Babys sehr wichtig. Schaffen Sie Rituale und sorgen Sie für feste Mahlzeiten, besonders, wenn Ihr Baby älter wird.

  So weiß es schon, dass nach dem Mittagsschlaf das Mittagessen folgt, und ist umgänglicher.

- Setzen Sie Ihr Baby in eine Wippe oder, wenn es bereits sitzen kann, in einen Hochstuhl, so kann es Ihnen bei der Arbeit zusehen und fühlt sich mittendrin im Geschehen.

- Räumen Sie alles immer wieder sofort an seinen Platz. So vermeiden Sie größere Chaos-Ansammlungen und müssen abends dann nicht Berge an Spielzeug oder Gegenstände wegräumen.

- Teilen Sie sich die Aufgaben mit Ihrem Partner und wechseln Sie sich möglichst viel ab, was den Haushalt angeht. Einer bespaßt das Baby, während der andere sich um den Haushalt kümmert.

Die Gesundheit des Babys

Damit sich Ihr Baby gesund entwickeln kann und eventuelle Krankheiten und Entwicklungsstörungen frühzeitig erkannt werden, empfiehlt es sich, dass Sie alle Vorsorgeuntersuchungen wahrnehmen. Diese helfen, die Gesundheit Ihres Kindes genauestens im Auge zu behalten und demnach auch rechtzeitig zu reagieren, wenn Unstimmigkeiten auftreten sollten.

Außerdem werden während dieser Untersuchungen wichtige Impfungen durchgeführt, die schwerwiegende Kinderkrankheiten verhindern können. Zudem erhalten Sie ein ausführliches Bild über den Entwicklungsstand Ihres Babys und können gegebenenfalls Maßnahmen zur Förderung und Verbesserung seines Gesundheitszustandes einleiten.

VORSORGEUNTERSUCHUNGEN IM ERSTEN JAHR

Die Entwicklung Ihres Kindes wird anhand von regelmäßigen Untersuchungen vom Kinderarzt kontrolliert und beurteilt. Hierfür erhalten Sie ein gelbes Untersuchungsheft, in das Auffälligkeiten, Entwicklungsstufen, Krankheiten, aber auch Gewicht und Körpergröße eingetragen werden. Bei jeder Vorsorgeuntersuchung muss dieses Untersuchungsheft daher vorgelegt werden, damit der Kinderarzt seine Befunde und Ergebnisse eintragen kann.

U1 – Direkt nach der Geburt

Sie erhalten das gelbe Untersuchungsheft und Ihr Baby wird ausgiebig untersucht. Dabei wird aus der Nabelschnur etwas Blut entnommen und so sein pH-Wert überprüft. Dieser zeigt an, ob Ihr Baby unter der Geburt ausreichend mit Sauerstoff versorgt worden ist. Zusätzlich wird durch den Apgar-Wert ermittelt, wie es um die Reflexe, die Atmung und seine Muskelspannung steht. Ihr Baby wird gewogen, gemessen sowie nach äußerlichen Fehlbildungen abgesucht und diese Daten werden in Ihrem Untersuchungsheft notiert. Zudem erhält Ihr Baby Vitamin K, um innere Blutungen durch die Geburt zu verhindern.

U2 – 3. bis 10. Lebenstag

Bei der zweiten Untersuchung wird der Kinderarzt dem Körper Ihres Babys besonders viel Aufmerksamkeit schenken und seine Haut, Extremitäten, Sinnesorgane sowie die inneren und äußeren Organe und das Skelett kontrollieren, damit Entwicklungsstörungen frühzeitig erkannt werden können.

U3 – 4. bis 5. Lebenswoche

Die erste Untersuchung außerhalb des Krankenhauses findet bei Ihrem Kinderarzt des Vertrauens statt. Ihr Baby wird noch einmal komplett auf den Kopf gestellt und seine Hüftgelenke mittels eines Ultraschalls überprüft.

So werden Fehlstellungen frühzeitig erkannt und entsprechende Behandlungen und Maßnahmen können ergriffen werden. Auch werden Sie zu seinem Verhalten befragt und dazu, ob es Schwierigkeiten beim Füttern oder Schlafen gibt. Sie erhalten eine umfassende Beratung über viele Themen, die Ihr Baby betreffen.

U4 – 3. bis 4. Lebensmonat

Spätestens bei der vierten Vorsorgeuntersuchung werden Ihnen die notwendigen Impfungen für Ihr Baby angeboten und auch durchgeführt. Dafür bekommen Sie jedoch auch zusätzliche Termine zugeteilt. Weiterhin im Vordergrund stehen aber die geistige und körperliche Entwicklung Ihres Babys.

U5 – 6. bis 7. Lebensmonat

Es findet neben den typischen Entwicklungskontrollen dieses Mal auch ein Sehtest statt, damit abgeklärt werden kann, ob Ihr Kind unter Einschränkungen leidet. Zudem werden notwendige Impfungen nachgeholt bzw. aufgefrischt. Ihr Kinderarzt wird Sie außerdem über Unfallverhütung, Beikosteinführung und zur Mundhygiene beraten.

U6 – 10. bis 12. Lebensmonat

Der Kinderarzt wird den Fokus weiterhin auf die körperliche und geistige Entwicklung Ihres Kindes legen und zudem seine Körperbeherrschung beurteilen. Themen wie Sprachförderung, soziales Verhalten und die erste zahnärztliche Untersuchung wird Ihr Kinderarzt ansprechen und Sie darüber aufklären. Nach dem ersten Jahr finden noch weitere Vorsorgeuntersuchungen, wie die U7, U7a, U8 und U9, statt, die allesamt die Fähigkeiten und Entwicklungen Ihres Kindes dokumentieren.

WICHTIGE IMPFUNGEN

Sie werden durch Ihren Kinderarzt bezüglich der Impfungen ausführlich beraten und er wird Ihnen auch mithilfe des Impfkalenders aufzeigen, wann welche Impfung sinnvoll ist. Diese Schutzimpfungen haben dazu beigetragen, dass schwere Kinderkrankheiten nahezu ausgerottet werden konnten und schützen Ihr Baby davor, sich damit zu infizieren.

Zu den wichtigsten Impfungen für Säuglinge zählen die Schluckimpfungen gegen Rotaviren, Masern, Mumps und Röteln, Meningokokken und die Impfungen gegen Tetanus und Keuchhusten.

Damit Ihr Baby nicht unzählige Injektionen hinter sich bringen muss, gibt es sogenannte Kombinationsimpfstoffe, bei denen mehrere Krankheiten abgedeckt werden.

Rotaviren

Das Tückische an Rotaviren ist, dass Ihr Kind durch den starken Flüssigkeitsverlust droht, auszutrocknen. Rotaviren lösen eine Magen-Darm-Infektion aus, die mit starkem Durchfall und Erbrechen einhergeht. Die Impfung erfolgt ab der 6. Lebenswoche und wird als Schluckimpfung verabreicht. Hierbei werden für einen vollständigen Impfschutz zwei oder drei Dosen verordnet.

Sechsfach-Impfstoff

Ab dem Alter von zwei Monaten wird eine Sechsfach-Impfung empfohlen, die Ihr Baby vor Tetanus, Diphtherie, Keuchhusten, Kinderlähmung, Pneumokokken sowie Hepatitis B schützt. Diese Impfung wird per Spritze verabreicht und erfordert bis zu drei Dosen, damit der vollständige Impfschutz hergestellt ist.

Vierfach-Impfstoff

Masern, Mumps, Röteln und Windpocken sind typische Kinderkrankheiten, die einen schweren Verlauf nach sich ziehen können. Daher empfiehlt die Ständige Impfkommission (STIKO) ab einem Alter von 11 Monaten einen Impfschutz gegen diese Erreger. Dieser wird in kombinierter Form verabreicht und sollte nach vier Monaten aufgefrischt werden.

Meningokokken

Der Erreger der Meningokokken kann bei Kindern eine schwerwiegende Hirnhautentzündung hervorrufen, die sogar tödlich sein kann. Dabei kann es zu einer gefährlichen Blutvergiftung kommen, die Ihrem Kind bedrohlich werden könnte. Eine Impfdosis reicht aus, um sich vor Meningokokken zu schützen, daher sollte Ihr Baby ab einem Alter von 12. Monaten diese Impfung erhalten.

Sicherheit und Vermeidung von Unfällen im Haushalt

Noch bevor Ihr Baby laufen lernt, wird es Mittel und Wege finden, sich durch die Wohnung fortzubewegen. Dies kann krabbelnd, robbend oder auf dem Po rutschend geschehen. So gelangt es in jede Ecke und kann auch versuchen, sich hochzuziehen und mit verschiedenen Haushaltsutensilien zu spielen, oder es kommt auf irrwitzige Ideen, die manchmal recht gefährlich sein können.

Dann ist es an der Zeit, sich über mögliche Risiken im Haushalt Gedanken zu machen und diese umgehend zu beseitigen. Aber auch Unfälle können in der Wohnung passieren, wenn Sie diese vorher nicht babysicher ausgestattet oder eventuelle Gefahrenquellen nicht bedacht haben. Daher habe ich Ihnen noch eine Checkliste erstellt, mit der Sie Ihren Haushalt babygerecht gestalten und absichern können.

UNFÄLLE UND GEFAHRENSITUATIONEN VERMEIDEN

Wird Ihr Baby zusehends mobiler, will es seine Umwelt bis ins kleinste Detail erforschen. Dabei hat es keine Ahnung von lauernden Gefahren und Risiken, die bei seiner Entdeckungsreise entstehen können. Damit mögliche Gefahrenquellen vermieden werden, ist es notwendig, geeignete Schutzmaßnahmen zu treffen, um Ihrem Schatz seine Erkundungstouren so sicher wie möglich zu gestalten.

Hierfür gibt es im Handel unterschiedliche Kindersicherungen, die jeden Bereich abdecken. Nicht immer sind diese zwingend notwendig und Sie können sich durchaus auch anders behelfen. Es muss nur sichergestellt sein, dass sich Ihr Baby im Haushalt sicher bewegen kann. Begeben Sie sich doch einmal auf Augenhöhe Ihres Kindes und blicken Sie in Ihrer Wohnung umher. Wo müssen Sie Möbel absichern und welche Gegenstände könnten potenzielle Gefahren darstellen?

Dazu gibt es verschiedene Möglichkeiten, diese so zu sichern, dass es nicht zu Unfällen kommt:

– Befestigungen für die Wand

– Ecken und Kantenschutz

– Absperrgitter

– Sicherungsschlösser

– Herdschutz

– Tür- und Fenstersicherungen

– Steckdosenschutz

– Rutschsicherungen für Teppiche und Matten

Steckdosen und Elektronik

Bei fast jedem Kind lösen Steckdosen eine wahnsinnige Faszination aus und ganz schnell kann es passieren, dass sich ein Finger Ihres Babys dorthin verirrt. Kleine Kinder kommen auf die verrücktesten Ideen und versuchen sogar, Spielzeug dort hineinzustecken. Daher ist größte Vorsicht geboten!

Installieren Sie möglichst früh einen Steckdosenschutz und verschließen Sie Steckdosen, die nicht dauernd im Gebrauch sind. Auch Elektrokabel müssen außer Reichweite Ihres Babys gebracht werden, da es sich daran hochziehen, etwas herunterschmeißen oder diese auch gerne mal in den Mund stecken kann.

Vergiftungen vermeiden

Medikamente, Chemikalien, Putzmittel und sonstige Reiniger für Haushalt und Co. müssen weggeschlossen oder in unerreichbarer Höhe gelagert werden, sodass Ihr Baby keine Chance hat, diese in die Hände zu bekommen. Die bunten Flüssigkeiten oder lustigen Verpackungen werden leicht mit Getränken oder Süßigkeiten verwechselt. Beim Verschlucken kann es zu einer Verätzung bis hin zu einer tödlichen Vergiftung kommen. Verstauen Sie daher alle gefährlichen Utensilien außer Reichweite Ihres Kindes.

Möbel sichern

Ein umfallender Schrank oder eine Kommode kann für Ihr Baby lebensgefährlich werden, wenn es sich daran hochzieht oder sogar zu klettern beginnt. Spezielle Befestigungen für die Wand schützen vor diesen Szenarien und können so Fernseher, Schränke und weitere Möbel absichern. Für scharfe Kanten und Ecken gibt es ebenfalls aufsteckbare Sicherungen zu kaufen.

Und auch Schranktüren und Schubladen mit ungeeignetem Inhalt können durch Kindersicherungen abgeriegelt werden. Entfernen Sie sämtliche Gegenstände, an denen sich Ihr Baby möglicherweise hinaufziehen könnte oder die zu zerbrechen drohen. Schnell könnten ihm diese Dinge auf den Kopf fallen und für schwere Verletzungen sorgen.

Sonstige Gefahren

Treppen sichern Sie mithilfe eines Absperrgitters ab und an Türen montieren Sie einen Türstopper, damit sich Ihr Baby nicht die Finger klemmen kann. Backofen, Herd und Kühlschrank können mit speziellen Schlössern versehen werden und lassen sich so nicht mehr erreichen oder öffnen. Überprüfen Sie auch die Sicherheit des Babybettchens und des Laufstalles. Sind diese höhenverstellbar, sollten Sie die Höhe der Matratze unbedingt zwischendurch nach unten hin anpassen, sonst könnte Ihr Kind herausklettern und sich dabei verletzen. Lassen Sie Ihr Baby niemals unbeaufsichtigt, weder auf dem Wickeltisch, alleine in einem Raum noch im Garten. Kinder sind schneller, als man denkt, und haben flott etwas gefunden, was ihnen gefährlich werden kann.

Besonders im Garten müssen Sie dafür sorgen, dass Wasserstellen, wie beispielsweise ein Teich oder Ähnliches, für Ihr Kind nicht zugänglich sind.

CHECKLISTE FÜR EINEN BABYSICHEREN HAUSHALT

Haben Sie an alles gedacht und sämtliche Szenarien durchgespielt? Gibt es noch etwas in Ihrem Haushalt, worauf Sie achten müssen und was Ihrem Kind gefährlich werden könnte? Welche Kindersicherungen gibt es und welche sind sinnvoll? Gehen Sie die folgende Checkliste durch und bereiten Sie sich auf Ihren kleinen Abenteurer vor, damit dieser unbeschwert seine Umgebung erkunden kann.

☐ **Sind ausreichend Kindersicherungen vorhanden?**

☐ **Sind alle Steckdosen gesichert oder verschlossen?**

☐ **Haben Sie alle Möbelstücke auf Gefahren untersucht und diese beseitigt?**

☐ **Befinden sich alle gefährlichen Substanzen, Werkzeuge und Gegenstände außerhalb der Reichweite Ihres Kindes?**

☐ **Haben Sie alle elektronischen Geräte und Kabel gesichert oder aus der Reichweite Ihres Kindes entfernt?**

☐ **Sind Fenster, Türen und Treppen entsprechend abgesichert?**

☐ **Gibt es einen Raum, den Ihr Baby aufgrund von möglichen Risiken nicht betreten darf?**

☐ **Haben Sie alle gefährlichen Utensilien entfernt, die zu Bruch gehen oder Ihr Baby verletzen können?**

☐ **Ist an allen ungeeigneten Schranktüren und Schubladen eine Kindersicherung angebracht?**

☐ **Wenn Sie einen Garten besitzen, haben Sie dort alle Gefahrenquellen eliminiert?**

Nachwort

Ihr Baby wird Sie nun das ganze Leben lang begleiten und zu einem selbstständigen Menschen heranwachsen. Und das Beste ist, dass Sie ihm dabei zuschauen dürfen, wie es Fortschritte macht und sich weiterentwickelt. Muttersein ist das wunderbarste Gefühl auf Erden und Sie können sich glücklich schätzen, dass Sie diese spannende und faszinierende Reise antreten dürfen.

Gerade das erste Jahr wird wie im Flug vergehen und deshalb sollten Sie diese Zeit mit Ihrem Baby in vollen Zügen genießen. Nach einem Jahr ist Ihr Kind kein Baby mehr und löst sich immer mehr von Ihnen ab, was natürlich schön ist, aber auch jede Mutter etwas melancholisch werden lässt.

Auch wenn es oft nicht leicht ist und unsere Kleinen ständig für Action sorgen, lieben wir Mütter sie doch umso mehr und es erfüllt uns mit Stolz, sie aufwachsen zu sehen. Wir dürfen jeden ihrer Schritte mitverfolgen und können gar nicht in Worte fassen, welches Wunder wir gerade in unseren Armen halten. Deshalb freue ich mich, dass auch Sie nun mit der Geburt Ihres Kindes diese Liebe erfahren dürfen. Seien Sie gespannt, was Ihr Schatz noch so alles für Sie bereithält.

Ich hoffe, Ihnen hat dieser Ratgeber gefallen und Sie konnten daraus viel für sich mitnehmen. Abschließend wünsche ich Ihnen und Ihrer Familie für die Zukunft alles Gute und weiterhin eine wundervolle Zeit voller schöner Erlebnisse und Erfahrungen.

Quellenverzeichnis

- Zubehör und Tipps zum Stillen - Von Abstillen bis Still-BH (stillkissen-bezug.de)
- Schwanger und Kind: Praktisches
- Babys erste Tage zu Hause | Bebivita
- Was ist Bonding beim Baby und wieso ist es so wichtig? (meinspatz.de)
- Baby-Signale: So verstehen Sie, was Ihr Kleines braucht | Baby und Familie (baby-und-familie.de)
- Das Wochenbett - die richtige Pflege für Mama und Baby (rund-ums-baby.de)
- 6 Tipps, die die erste Zeit mit Baby wirklich erleichtern - Geburtskanal - das Schwangerschaftsportal
- Entwicklungskalender: Das erste Lebensjahr | Baby und Familie (baby-und-familie.de)
- Beikostreifezeichen: Die richtige Zeit für den ersten Brei | (Ratgeber) (muetterberatung.de)
- Welches Obst ist ab wann für Babybrei geeignet – Infografik (babybrei-selber-machen.de)
- Das dürfen Babys nicht essen: Verbotene Lebensmittel und ihre Gründe! (babyzauber.com)
- Ernährungsplan Baby » Die ersten 18 Monate (windeln.de)
- Beikost einführen – Tipps, Methoden und Inspirationen | Maternita
- Baby Led Weaning (BLW): Alle Infos zum breifreien Beikoststart (babyledweaning.de)
- Warum das Stillen häufig nicht klappt - Still-Lexikon
- Muttermilch | Die faszinierende Wissenschaft hinter Muttermilch | Medela

• Vor- und Nachteile von Gläschenkost und Selbstgekochtem | Mütterberatung (muetterberatung.de)

• Entwicklung: Babys erstes Jahr - NetDoktor

• Verschiedene Stillpositionen | Medela

• Milchbildung anregen: Das hilft stillenden Müttern (praxisvita.de)

• Babys Fläschchen zubereiten: So geht es richtig - welovefamily.at

• Tipps für die Flaschenfütterung | kindergesundheit-info.de

• Hautpflege bei Babys | Kinderarzt Praxis DDr. Voitl

• Alles zur Gesundheit von Kindern | kindergesundheit-info.de

• Baby Baden » Anleitung zum Baden: Wann, wie oft & Temperatur? (windeln.de)

• Richtig Wickeln: Schritt für Schritt erklärt | Baby und Familie (baby-und-familie.de)

• Die richtige Zahnpflege für Babys | Dentalwissen

• ▷ Baby will nicht einschlafen - das kannst du anders machen (babelli.de)

• Impfkalender für Babys und Kleinkinder bis 2 Jahre - Onmeda.de

• Haus und Wohnung Babysicher machen - Ratgeber und Checkliste - Safetyguide

Wir danken Ihnen für Ihr Interesse und Ihr Vertrauen. Als Dankeschön dafür, haben wir eine besondere Überraschung. Wir haben exklusiv für Sie „50 einfache Gymnastikübungen für frisch gebackene Mütter - inklusive 50 Spiele für Babys“. Und diese erhalten Sie vollkommen kostenlos. Das klingt wunderbar? Dann warten Sie nicht lange und holen Sie sich Ihr Gratis-Geschenk.

Hier geht es zu Ihrem Gratis-Geschenk:

https://forms.gle/ek6XUUmu4QQqQfMd8

1. **Öffnen Sie die Kamera-App auf Ihrem Smartphone und richten Sie die Kamera auf den QR-Code.**
2. **Klicken Sie auf den Link, der Ihnen angezeigt wird und schon werden Sie zur Website weitergeleitet.**

Impressum

Herausgeber: Orbita Media Verlag GmbH & Co. KG / Ericusspitze 4 / 20457 Hamburg
Kontakt: kontakt@empireofbooks.de
Website: https://empireofbooks.de
Coverbild: Shutterstock

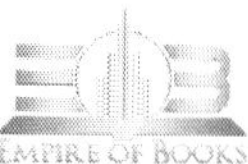

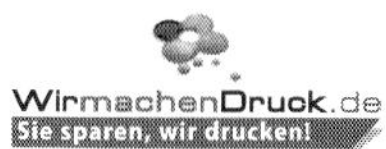